DCIS
乳房超音波画像 アトラス

DCIS (Ductal Carcinoma *in situ*)：
Atlas of Ultrasound Images

［編集］　日本乳腺甲状腺超音波医学会
　　　　「DCIS 乳房超音波画像アトラス」作成小委員会

南江堂

編集

日本乳腺甲状腺超音波医学会「DCIS 乳房超音波画像アトラス」作成小委員会

執筆

渡辺　隆紀（委員長）	国立病院機構仙台医療センター乳腺外科
伊藤　　淳	国立病院機構仙台医療センター乳腺外科
稲垣　麻美	いながき乳腺クリニック
加奥　節子	国立病院機構大阪南医療センター臨床検査科
柏倉　由実	済生会松阪総合病院乳腺外科
田中久美子	足立乳腺クリニック
角田　博子	聖路加国際病院放射線科
東野英利子	つくば国際ブレスト＆レディースクリニック
坂　佳奈子	四谷メディカルキューブ乳腺外科
広利　浩一	兵庫県立がんセンター乳腺外科
森谷　鈴子	滋賀医科大学医学部附属病院病理部
安田　秀光	河北総合病院乳腺外科
渡邉　良二	糸島医師会病院乳腺センター

●● 序　文 ●●

　医学の進歩と共に，乳癌診療における超音波検査の役割はますます重要になっています．乳癌は女性の中で最も多い癌ですが，早期に発見することによって治癒する可能性が非常に高い疾患でもあります．非浸潤性乳管癌（ductal carcinoma *in situ*：DCIS）は日本の乳癌の15％程度を占めており，将来的に浸潤癌へ進行する可能性があるため，正確な診断と適切な治療が求められます．しかし，DCISの超音波画像はバリエーションに富んでおり，腫瘤から非腫瘤性病変に至るまで非常に多彩です．この多彩さが，乳房超音波検査でのDCIS診断を複雑にしています．本書はこの問題に応えるために企画されましたが，日本乳腺甲状腺超音波医学会（JABTS）で行われたDCISの超音波画像に関する多施設研究（JABTS BC-02研究）が契機となっています．本書には多くの施設から厳選収集された88例のDCIS症例の超音波画像が収録されています．必要に応じてマンモグラフィやMRI，病理組織像が掲載されており，各症例には解説もついています．これらの症例を通じて，DCISの超音波における幅広い画像バリエーションを目の当たりにすることにより，その特徴と病理組織との関連性を深く理解することができるでしょう．また，DCIS診断におけるポイントを学ぶことで，臨床現場での診断能力の向上が期待されます．

　乳腺専門医はもちろん，超音波検査士，そして乳房超音波を学ぶすべての医療従事者にとって，本書が貴重な学習資料となり，DCISの診断における洞察と理解を深める手助けとなることを願っています．また，最新の研究と臨床経験を基に編纂された本書が，読者の皆様の専門知識の向上と患者へのより良い診療に貢献することを心から願っております．この分野におけるあなたの学びと成長を支援するために本書を手に取っていただき，その内容を深く掘り下げていただければ幸いです．あなたの専門性を磨く旅の中で，本書が一助となりますように．

　末筆になりますが，BC-02研究に参加してくださった施設の皆様，ならびに本書の執筆者の先生方に深謝いたします．特に，病理の項を執筆いただいた森谷鈴子先生にはオリジナルのわかりやすいシェーマで解説いただき，感謝申し上げます．

2024年9月

「DCIS乳房超音波画像アトラス」作成小委員会

委員長　渡辺隆紀

本書の使い方および注意点

・本書は「総論」と，「各論」のアトラス部分で構成されています．どこから読んでも（見ても）かまいませんが，「総論」は必ずお読みください．
・病変の超音波画像分類や分布などに関しては，専門家内でも判定が異なることがありますが，どちらに判定しても診断には大きな影響がない場合がほとんどです．
・乳腺内の低エコー域は超音波画像だけでは病変の分布がわかりづらい場合があるため，なるべくMRI画像を提示して病変の分布がわかるようにしました．
・鑑別診断に関しては，あくまでも超音波画像から想定される可能性の高い病変を記載しています．鑑別診断の項に非浸潤性乳管癌（ductal carcinoma in situ：DCIS）のみが記載されている場合は，DCIS以外の病変の可能性は"ゼロ"ということではありませんのでご注意ください．
・超音波画像でDCISを疑うような病変は，必ず小さな浸潤を伴う病変の可能性もあります．本書では記載が煩雑となることを避け，解説中の「鑑別診断」では微小浸潤癌や乳管内成分優位の浸潤癌は基本的に記載しておりませんのでご注意ください．
・本書には多くの施設から収集されたDCIS症例が掲載されています．病理検査・判定法は施設ごとに微妙に異なる場合もあるため，症例により病理診断の記載項目が異なる場合があります．
・病変の存在部位は時計盤面表示とSCMP表示を用いています．SCMP表示は「乳房超音波ガイドライン」に掲載されている表示法で，乳頭と乳房外縁までを3層に分割し乳輪部をS（subareola），乳輪縁-中間部分までをC（central），中間部分をM（middle），周辺部をP（peripheral）とするものです．

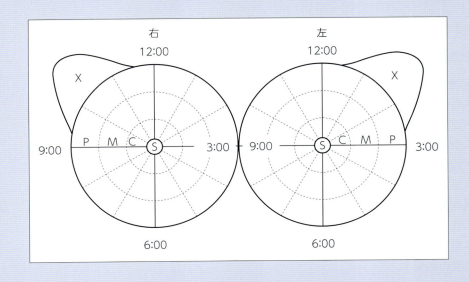

目 次

I 総論

A DCIS の病態と超音波画像 ·········· 2

1. 疫学的事項および DCIS の自然経過　*2*
2. 乳房の構造と DCIS　*2*
3. DCIS の超音波画像と診断の考え方　*3*
4. DCIS の診断に関する諸事項　*6*
5. JABTS BC-02 研究　*7*

B DCIS の病理 ·········· 9

1. DCIS の grading　*9*
2. DCIS が示す多彩な構築　*10*
3. DCIS が示す多彩な増殖・進展様式　*11*
4. Paget 病（Paget's disease）　*13*
5. DCIS の鑑別診断　*13*

II 各論

1 腫瘤

A 充実性腫瘤を呈する DCIS ·········· 18

充実性腫瘤①〜⑯

B 囊胞内腫瘤を呈する DCIS ·········· 36

囊胞内腫瘤①〜⑬

2 非腫瘤性病変

A 乳管の異常を呈する DCIS ·········· 52

1. 区域性で連続性の充実性エコー　*53*
   乳管の異常①〜③
2. 区域性で連続性の充実性エコー：点状高エコーを伴うもの　*56*
   乳管の異常④〜⑥
3. 区域性で連続性の充実性エコー：斑状低エコー域を伴うもの　*59*
   乳管の異常⑦
4. 区域性で連続性の充実性エコー：点状高エコーおよび低エコー域を伴うもの　*60*
   乳管の異常⑧
5. 区域性で多発性の充実性エコー：点状高エコーを伴うもの　*62*
   乳管の異常⑨，⑩

6. 区域性で多発性の充実性エコー：断面により斑状にみえるもの　*64*
　　乳管の異常⑪

7. 区域性で多発性の充実性エコー　*65*
　　乳管の異常⑫

8. 区域性で単発性の充実性エコー　*66*
　　乳管の異常⑬

9. 局所性で境界不明瞭な低エコー域を伴うもの　*68*
　　乳管の異常⑭

B │ 乳腺内の低エコー域を呈する DCIS ················· *69*

1. 局所性の斑状低エコー域　*70*
　　乳腺内の低エコー域①，②

2. 局所性の斑状低エコー域：乳管の異常を伴うもの　*74*
　　乳腺内の低エコー域③，④

3. 局所性の斑状低エコー域：多発小嚢胞様にみえるもの　*77*
　　乳腺内の低エコー域⑤

4. 局所性の地図状低エコー域：点状高エコーを伴うもの　*78*
　　乳腺内の低エコー域⑥～⑧

5. 局所性の地図状低エコー域：腫瘤か迷うもの　*82*
　　乳腺内の低エコー域⑨，⑩

6. 局所性の境界不明瞭な低エコー域：不整形腫瘤にもみえるもの　*84*
　　乳腺内の低エコー域⑪

7. 局所性の境界不明瞭な低エコー域：構築の乱れを伴うもの　*85*
　　乳腺内の低エコー域⑫

8. 区域性の斑状低エコー域　*86*
　　乳腺内の低エコー域⑬～⑯

9. 区域性の斑状低エコー域：乳管の異常を伴うもの　*93*
　　乳腺内の低エコー域⑰，⑱

10. 区域性の地図状低エコー域　*96*
　　乳腺内の低エコー域⑲～㉒

11. 区域性の地図状低エコー域：点状高エコーを伴うもの　*102*
　　乳腺内の低エコー域㉓～㉗

12. 区域性の地図状低エコー域：乳管の異常を伴うもの　*109*
　　乳腺内の低エコー域㉘

13. 区域性の地図状低エコー域：対側乳腺より厚みが増しているもの　*111*
　　乳腺内の低エコー域㉙

C │ 構築の乱れを呈する DCIS ················· *113*

　　構築の乱れ①～⑤

D │ 多発小嚢胞を呈する DCIS ················· *124*

　　多発小嚢胞①～⑤

E │ 点状高エコーを主体とする病変を呈する DCIS ················· *132*

　　点状高エコー主体病変①～⑥

索引 ················· *145*

I

総論

Ⅰ. 総論

A　DCIS の病態と超音波画像

　乳房の画像診断では，マンモグラフィとならんで超音波検査が必須である．超音波検査は，病変の画像診断だけでなく組織診断時の穿刺ガイドとしても用いられ，乳がん検診の精密検査においても重要な役割を担っている．本項では，超音波検査において非浸潤性乳管癌（ductal carcinoma in situ：DCIS）を正しく診断するために必要な事項を解説する．DCIS は超音波検査において多彩な画像を呈するが，その理由を理解しておくことも重要である．また，次項に述べるように，DCIS に対する治療は過剰治療となる可能性もあることを十分認識すべきである．なお，DCIS の診断の際には浸潤癌に関する知識も必要であり，乳房超音波診断ガイドライン[1]などで学習していただきたい．

1　疫学的事項および DCIS の自然経過

　本邦において乳癌は急激に増加しており，2013 年のデータを用いた検討では乳癌に罹患するのは女性 11 人に 1 人であったが，2019 年のデータでは女性 9 人に 1 人と報告されている[2]．乳癌の多くは浸潤癌であるが，マンモグラフィを用いた乳がん検診の普及によって DCIS の発見が増加し，米国では乳癌全体の 20〜25％，本邦でも 15％程度を占めている[3,4]．早期の浸潤癌の診断と治療は乳癌患者の予後の改善につながるため非常に重要である．この意味では，浸潤癌の前段階である DCIS を数多く発見し治療することも重要であるかもしれない．しかし，乳癌の診療に携わる者が知っていなければならないことは，必ずしも全ての DCIS が浸潤癌に移行するとは限らないということである．どの程度の割合で DCIS が浸潤癌になるのかは明らかになっていないが，今まで行われた検討では，少なくとも 1/3 もしくはそれ以上の DCIS は浸潤癌に移行すると推定されている[5〜9]．これらは，生検施行当時の病理検査では DCIS とは診断されずに良性と診断された症例を長期観察した研究から推定された．また，剖検例の検討もあり，292 乳房の 6％に DCIS が認められ，頻度は年齢には関わらなかったとする報告もある[10]．したがって DCIS の一部は浸潤癌に移行しないと考えられ，このような DCIS に対する手術は過剰な治療になってしまうことも心に留めるべきである．最近，低異型度の DCIS に対しては手術が必要ないかもしれないとする報告もされており[11]，また，低異型度の DCIS に対して手術もしくは経過観察を行うランダム化比較試験もすでに開始されている[12,13]．近い将来，DCIS の診断がついても異型度などにより治療の選択肢が異なってくる可能性はあるが，DCIS を確実に診断すること自体は重要であることに変わりはない．ただし，生命予後にほとんど関わらない小さな DCIS を見つけるために，良性病変に対する侵襲的検査が増えることは患者の不利益になるので，われわれ医療者はより大きな視点に立って毎日の診療を行うことが重要である．

2　乳房の構造と DCIS

　DCIS を理解するには，まず乳房の構造の知識が必要である．1 つの乳房には 15〜20 個程度の乳管腺葉区域が存在し，それらの乳管は乳頭に開口している．したがって，乳頭には 15〜20 程度の乳管開口部が存在する．1 つの乳管は乳頭の部分では 1 本の管（主乳管）であるが，奥に進むにつれて木の枝のごとく分岐している．乳管の最も末梢部分に，授乳中に母乳を分泌する多数の小葉が存在する．この小葉とその手前の終末乳管は，終末乳管小葉単位（terminal duct lobular unit：TDLU）と呼ばれ，乳癌の発生母地と考えられている（p9「Ⅰ-B．DCIS の病理」図 1 参照）．
　乳管の管腔構造は乳頭部から末梢部まで同じ構造であり，最内層に腺上皮細胞，そのすぐ外側に筋上

腫瘤（masses）	非腫瘍性病変（non-mass abnormalities）
囊胞性（cystic） 混合性（mixed） 充実性（solid）	乳管の異常（abnormalities of the ducts） 乳腺内の低エコー域（hypoechoic area in the mammary gland） 　斑状（patchy, mottled） 　地図状（geographic） 　境界不明瞭（indistinct, ill-defined） 構築の乱れ（architectural distortion） 多発小囊胞（multiple small cysts） 点状高エコーを主体とする病変（echogenic foci without a hypoechoic area）

表1 JABTS 画像分類

皮細胞が存在し，さらに外側に基底膜が存在する．乳癌は前述した TDLU の乳管上皮細胞が癌化することによって発生する．癌細胞は分裂を繰り返して増殖していくが，進展様式としては乳管内の進展と，基底膜を破る乳管外への浸潤がある．DCIS は乳管外には浸潤せずに乳管内のみに乳癌細胞が存在する病態であるが，乳管腺葉区域のどの部分にどのように癌が進展するかによって多彩な超音波画像を呈しうると考えられている（p12「I-B．DCIS の病理」**図15** 参照）[14,15]．比較的太い中枢側（乳頭側）の乳管内に進展すると乳管拡張および乳管内の充実性病変（充実性エコー）として認識され，逆に末梢側の小葉部分に進展すれば低エコー域として認識される．また，unfolding などで小葉内などに限局する場合は腫瘤として認識される場合もある[15]（「I-B．DCIS の病理」参照）．

3 | DCIS の超音波画像と診断の考え方

　前項で解説したように，DCIS は多彩な超音波画像を呈する．日本乳腺甲状腺超音波医学会（JABTS）は，乳房超音波画像上の病変を腫瘤（masses）と非腫瘍性病変（non-mass abnormalities）に分けており，腫瘤とは周囲組織とは異なった成分が塊をなしていると考えられる像と定義され，非腫瘍性病変は腫瘤として認識困難な病変と定義されている[1]．腫瘤はさらに囊胞性，混合性，充実性に，非腫瘍性病変は乳管の異常，乳腺内の低エコー域，構築の乱れ，多発小囊胞，点状高エコーを主体とする病変に亜分類されている（**表1**）．また，混合性腫瘤は"囊胞内腫瘤"と"液状部分を有する充実性腫瘤"に分類される．本書では腫瘤として認識される DCIS の名称を「充実性腫瘤を呈する DCIS」と「囊胞内腫瘤を呈する DCIS」とした．浸潤癌は腫瘤として認識されることが多く，DCIS は非腫瘍性病変として認識されることが多い．しかし，その逆の場合もある．

　世界的に広く用いられている乳房超音波の診断用語に米国の ACR BI-RADS ATLAS[16]がある（American College of Radiology：ACR, Breast Imaging Reporting and Data System：BI-RADS）．2024 年 8 月現在では，最新のものは 2013 年版であるが，乳房の超音波画像上の病変に関しては，まず腫瘤（masses）と石灰化（calcifications），付随所見（associated features），特殊な症例（special cases）に分類されており，本邦における非腫瘍性病変（non-mass abnormalities）という概念は組み込まれていなかった．しかしながら，われわれが非腫瘍性病変と分類する病変も含めた全ての病変を腫瘤として扱うことには無理があると思われ，non-mass の概念は徐々に広まってきている[16〜19]．なお ACR BI-RADS ATLAS の次回改訂版では，"nonmass"として非腫瘍性病変の概念の追加が検討されている．

　以下に画像分類別に解説する．

a. 腫瘤

1）充実性腫瘤

　腫瘤における良悪性診断では境界や縦横比（D/W）などが重要な因子である．これらの因子は浸潤癌の診断においては有用であるが，DCIS の場合は異なる．つまり，境界部高エコー像（halo）や乳腺境界線の断裂は癌が脂肪組織に浸潤することで認められる所見であり，浸潤のない DCIS では診断の役に立たない．充実性腫瘤として認められる DCIS には確立した診断基準は存在しないが，一般に"比較的小さく（多くは 10 mm 以下），D/W が比較的大きな，円形/楕円形の境界明瞭平滑で，後方エコーが増強している腫瘤"であれば DCIS の可能性を考えてよいと思われる．なお，腫瘤として認識される乳管内乳頭腫も同様の腫瘤像を呈することが多いので鑑別診断にあげられる．

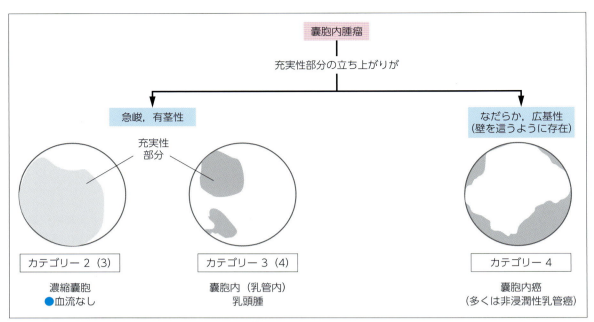

図1 囊胞内腫瘤の診断

[日本乳腺甲状腺超音波医学会（編）：乳房超音波診断ガイドライン，改訂第4版，p76，南江堂，2020より許諾を得て転載]

2）囊胞内腫瘤

　囊胞内腫瘤は，良性であれば囊胞内乳頭腫，悪性であれば大部分はDCISである．囊胞内の充実性部分の立ち上がりが急峻もしくは有茎性であれば良性を，なだらかもしくは広基性であれば悪性を考える（**図1**）．

b．非腫瘍性病変

1）乳管の異常（abnormalities of the ducts）

　定義　乳管の太さや内腔，壁などが正常乳管とは異なるもの

　DCISでは乳管の拡張があり，その内腔に充実性エコーや石灰化を示唆する点状高エコーを認めることが多い．なお，明らかな乳管の異常を認めるDCISでは血性乳頭分泌がその発見契機になることも多い．

　鑑別診断のポイント　単区域の乳管拡張があり，拡張乳管内に充実性の病変（充実性エコー）が認められる場合，悪性であればDCIS，良性であれば乳管内乳頭腫が鑑別にあがる．乳管内の充実性エコーが連続性もしくは多発性で立ち上がりがなだらかであればDCISを第一に考え，乳頭近くの単発性で立ち上がりが急峻であれば乳管内乳頭腫を第一に考える．また，石灰化を示唆する点状高エコーが認められた場合は悪性の可能性が高くなる（**図2，表2**）．

2）乳腺内の低エコー域（hypoechoic area in the mammary gland）

　定義　周囲乳腺あるいは対側乳腺と性状を異にする低エコー域で腫瘤像として認識しがたいもの

　乳腺内の低エコー域はDCISの超音波画像として最も多いので重要である．なお，亜分類として以下の3つがあるが明確に亜分類できない病変もあり，無理に分類しなくともよい．

- 斑状低エコー域（patchy or mottled hypoechoic area）：比較的小さな低エコー域が複数まだらに存在し，全体として1つの病変として認識できるもの
- 地図状低エコー域（geographic hypoechoic area）：斑状低エコー域が融合したようにみえるもの
- 境界不明瞭な低エコー域（indistinct or ill-defined hypoechoic area）：斑状とも地図状とも表現しがたく，境界が不明瞭なために腫瘤として認識できないもの

　鑑別診断のポイント　乳腺内に異常な低エコー域が存在した場合は病変の分布を観察し，区域性もしくは区域内の一部（局所性）であると考えられればDCISを第一に考える．多区域にまたがる場合は良性のいわゆる乳腺症を第一に考える．また，乳腺の厚みの変化が有用な場合もある．乳腺内の低エコー域を認めた場合に，対側乳腺の対称となる部位と比較して明らかに乳腺の厚みが増している場合はDCISを考慮する．

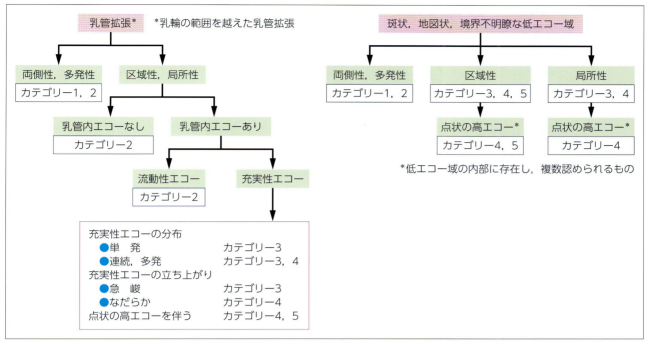

図2 乳管の異常（乳管拡張）と乳腺内の低エコー域のカテゴリー判定
[日本乳腺甲状腺超音波医学会（編）：乳房超音波診断ガイドライン，改訂第4版，p94, 95, 南江堂，2020より許諾を得て転載]

表2 診断超音波検査カテゴリー

カテゴリー			説明	推奨
0		判定不能	装置の不良，被検者や検査者の要因などにより判断できないもの	再検査あるいは他の検査を行う
1		異常なし	異常なし	さらなる検査，経過観察は不要
2		良好	明らかな良性所見を呈する	さらなる検査，経過観察は不要
3	3a	良性の可能性が高い	ほぼ良性と考えられるが断定できない	経過観察
	3b		どちらかというと良性	細胞診や組織診などのさらなる検査が必要
4		悪性の可能性が高い	悪性の可能性が高いが断定できない	確定診断のために組織診が必要
5		悪性	明らかな悪性所見を呈する	治療を考慮するが，診断確定のため，また治療法の選択のため組織診断を行う

[日本乳腺甲状腺超音波医学会（編）：乳房超音波診断ガイドライン，改訂第4版，p.139, 南江堂，2020]

3）構築の乱れ（architectural distortion）

定義 乳腺内の一点または限局した範囲に集中するひきつれ・ゆがみのこと

　構築の乱れは浸潤癌や硬化性腺症などで認めることがあるが，DCISではまれである．硬化性腺症に合併したDCISで認められることが多い．構築の乱れはリアルタイムの動画での観察では認識しやすいが，静止画にすると認識しづらくなることがあるので，記録に残す際には注意する必要がある．

鑑別診断のポイント 構築の乱れのみを呈するDCISは比較的まれである．明らかな腫瘤を認めずに構築の乱れが存在した場合は，悪性であれば浸潤癌（特に浸潤性小葉癌），良性であれば硬化性腺症や放射性瘢痕などを考える．硬化性腺症は乳癌発生リスクの高い良性疾患であり[17,18]，DCISや浸潤癌が合併することがあるので，構築の乱れと判定した場合は硬化性腺症に合併したDCISも鑑別診断として重要である．

4）多発小嚢胞（multiple small cysts）

定義 乳腺内に数mm大の小さな嚢胞と認識される病変が多数認められるもの

鑑別診断のポイント 多くの場合，乳腺症であるが，まれにDCISのことがある．

6　Ｉ．総論

5）点状高エコーを主体とする病変（echogenic foci without a hypoechoic area）

定義　乳腺内に微細石灰化と考えられる複数の点状高エコーが局所性または区域性に存在する病変で，周囲に明らかな低エコー域や乳管の異常を伴わないもの

　原則として，マンモグラフィで良悪性の鑑別を要する石灰化（特に集簇性）が認められ，さらに石灰化の位置が超音波検査と矛盾しない場合に用いる画像分類である．なお，点状高エコー主体の病変はマンモグラフィで石灰化の集簇などがあった場合に，石灰化に相当する部位の詳細な超音波検査で認識できるような病変を想定している．つまり明らかな低エコー域や乳管の異常などが存在せずに，微細石灰化による複数の点状高エコーによって病変と認識できるような場合である．マンモグラフィでの石灰化の異常を知らない状態で超音波検査を行った場合は認識できない可能性がある．

4 ┃ DCIS の診断に関する諸事項

a． DCIS の発見契機

　乳がん検診におけるマンモグラフィの石灰化が発見契機であることが多いが，腫瘤や局所的非対称性陰影（focal asymmetric density：FAD）が契機になる場合もある[19～22]．また，検診での超音波検査で異常を指摘されることもある．大部分は自覚症状はなく無症状である．DCIS の自覚症状としては，血性乳頭分泌や乳頭びらん，腫瘤などがある[23,24]．

b． 確定診断

　乳癌の確定診断には，超音波ガイド下やマンモグラフィガイド下（ステレオガイド下）に針生検や吸引式組織生検を行うのが一般的であるが，超音波やマンモグラフィで認識できない，あるいは難しい場合，MRI ガイド下に生検が行われることもある．なお，生検時の病理診断が DCIS であっても，手術摘出標本の検索で浸潤が存在すれば浸潤癌の診断になるので，術後の病理検索後に DCIS が確定する．なお，DCIS なのか，わずかな浸潤を伴う浸潤癌なのかは超音波画像では確定できないことが多い．したがって超音波画像上 DCIS を疑う場合は，特に病変が広い場合，わずかな浸潤を伴う浸潤癌である可能性も考慮する必要がある．なお，本書の各論では鑑別診断の項に微小浸潤癌や乳管内成分優位の浸潤癌は記載していないが，超音波検査で DCIS を疑った場合はこれらの鑑別診断も念頭に置く必要がある．

c． 石灰化

　DCIS ではしばしば石灰化を伴う．石灰化には壊死型石灰化と分泌型石灰化があるが，良悪性診断において重要なのは壊死型石灰化である．壊死型石灰化は乳管内に充満する癌細胞の中心壊死により生じ，HER2 陽性の乳癌で認められることが多い．マンモグラフィでは多形性や微細線状，微細分枝状石灰化として認められ，集簇性や区域性に分布する場合は悪性の可能性が非常に高い．壊死型石灰化は超音波画像でも点状高エコーとして認識できることが多く，石灰化と考えられる複数の点状高エコーを認めた場合は悪性の可能性がより高くなると考えてよい．しかし，超音波画像では真の石灰化でなくても点状高エコーとして認められる場合もあるため，なるべくマンモグラフィで石灰化の存在を確認するとよい．

d． 腫瘤か非腫瘤性病変かの判断

　病変によっては非腫瘤性病変か腫瘤か迷う場合もある．実際，経験豊富な専門家の間でもこの認識には個人差が存在する．しかしながら，非腫瘤性病変と判定しても腫瘤と判定しても原則的には同じ判定になるように JABTS の乳房超音波診断ガイドラインは作成されている．腫瘤とした場合は境界や D/W などから診断を進め，非腫瘤性病変とした場合は病変の分布などから診断を進めればよい．

e． 病変の分布判定

　乳管の異常や乳腺内の低エコー域では病変の分布が最も重要である．つまり，分布が乳管腺葉区域内（区域性，局所性）に存在するのか，区域とは関係なく存在する（多発性，両側性）のかがポイントになる．なお，区域性とは腺葉に一致して広範に病変が分布している状態，局所性とは区域内の限局した部分にのみ病変が存在する状態を表現する用語である．区域性に病変が分布する場合は悪性（DCIS）の可

表3	DCIS の超音波画像の割合（JABTS BC-02 研究，16 精査施設，n＝705）

亜分類	n* （%）
充実性腫瘤	215 （30.5）
混合性腫瘤	62 （8.8）
乳管の異常	57 （8.1）
乳腺内の低エコー域	354 （50.2）
多発小嚢胞	3 （0.4）
構築の乱れ	3 （0.4）
点状高エコー主体病変	10 （1.4）

*複数の所見を呈する病変では，主体となる所見を 1 つ選んでカウントした
［日本乳腺甲状腺超音波医学会（編）：乳房超音波診断ガイドライン，改訂第 4 版，p97，南江堂，2020
より許諾を得て転載］

能性が高く，多発性や両側性の分布は良性の可能性が高いと考えられる．また，局所性の分布の場合は区域性ほどではないが悪性の可能性があると判断する（図1）．乳管の異常では主乳管から末梢乳管までの腺葉区域内のどの部分の異常なのかわかりやすいので，病変の分布判定は簡単なことが多い．しかし超音波画像では各腺葉区域の範囲を特定することは難しいので，乳腺内の低エコー域の場合は病変の分布を推定する必要がある．基本的に乳頭を頂点とする二等辺三角形の範囲に病変が分布している場合は区域性分布の可能性が高いと考える．なお，病変の分布，特に区域性かどうかは検査者しかわからない場合が多いので，なるべく第三者に病変の範囲が伝わるように画像を記録することも重要である．

f. 参考所見と年齢

参考所見としてはカラードプラなどのバスキュラリティ評価とエラストグラフィでの硬さの評価がある．これらは参考所見であり，B モード画像の評価に加味するものである．乳癌の良悪性診断においてカラードプラ法やエラストグラフィは有用と考えられる[25～27]．周囲の乳腺と比較して病変部の血流シグナルが増加していれば悪性の可能性を考える．ただし，低悪性度の DCIS では血流が乏しく血流シグナルとして拾えない場合もあるので，血流シグナルを認めない病変でも悪性の可能性はある．

カラードプラはほぼ全ての装置で使用可能である．エラストグラフィは浸潤癌で非常に有用であるが，DCIS では浸潤癌に比して有用性はやや劣る[28]．しかし，正常の乳腺に比して"ひずみの低下"を認める場合は悪性の可能性がある程度高くなるので，可能であれば行うべき検査である．なお，「ひずみ（歪み，strain）」とは"物体に外力を加えたときに現れる形状または体積の変化"のことであり，ひずみの低下とは変形しにくいこと，つまり"硬い"ことを意味する．

年齢も比較的重要な因子であり，高齢者ほど悪性の可能性が高い[29]．したがって高齢者であれば B モード画像の判定に多少加味してもよいと思われる．

5 JABTS BC-02 研究

DCIS の画像分類上の頻度に関しては，JABTS が行った BC-02 研究[14]で報告されている．本研究は本邦における 16 施設から集めた 705 例の DCIS の超音波画像を検討したものである．それによると，DCIS の約 60％は非腫瘤性病変であり，約 40％が腫瘤であった．亜分類の割合をみると，最も多いのが乳腺内の低エコー域で全体の 50％程度，次いで充実性腫瘤が 30％程度，乳管の異常と混合性腫瘤がそれぞれ 10％弱で，構築の乱れと多発小嚢胞像，点状高エコーを主体とする病変はそれぞれ 1％程度しか存在しなかった（表3）．なお表3においては，複数の所見を呈する病変の場合は主体となる所見を 1 つ選んでカウントした数が提示されている．

文献

1) 日本乳腺甲状腺超音波医学会（編）：乳房超音波診断ガイドライン，第 4 版，南江堂，2020
2) 国立がんセンターがん情報サービス．最新がん統計 5）がんに罹患する確率〜累積罹患リスク（2019 年データに基づく）＜https://ganjoho.jp/reg_stat/statistics/stat/summary.html＞（2018.3.15）
3) Ernster VL, Barclay J：Increases in ductal carcinoma *in situ*（DCIS）of the breast in relation to mammography：a dilemma. J Natl Cancer Inst Monogr **22**：151-156, 1997
4) Kosaka T：The usefulness of ultrasonography in a ductal carcinoma *in situ* screening program for Japanese wom-

an. J Clin Oncol **30**（Suppl. 27）：Abstract 24, 2012

5）Sanders ME, et al：The natural history of low-grade ductal carcinoma *in situ* of the breast in women treated by biopsy only revealed over 30 years of long-term follow-up. Cancer **103**：2481-2484, 2005

6）Bestill WL Jr, et al：Intraductal carcinoma：long-term follow-up after treatment by biopsy alone. JAMA **239**：1863-1867, 1978

7）Eusebi V, et al：Long-term follow-up of *in situ* carcinoma of the breast. Sem Diag Pathol **11**：223-235, 1994

8）Page DL, et al：Intraqductal carcinoma of the breast：follow-up after biopsy only. Cancer **49**：751-758, 1982

9）Rosen PP, et al：The clinical significance of preinvasive breast carcinomas. Cancer **46**：919-925, 1980

10）Alpers CE, Wellings SR：The prevalence of carcinoma *in situ* in normal and cancer-associated breasts. Hum Pathol **16**：796-807, 1985

11）Sagara Y, et al：Survival benefit of breast surgery for low-grade ductal carcinoma *in situ*：A population-based cohort study. JAMA Surg **150**：739-745, 2015

12）Francis A, et al：Addressing overtreatment of screen detected DCIS；the LORIS trial. Eur J Cancer **51**：2296-2303, 2015

13）Elshof LE, et al：Feasibility of a prospective, randomised, open-label, international multicentre, phase Ⅲ, non-inferiority trial to assess the safety of active surveillance for low risk ductal carcinoma *in situ*—The LORD study. Eur J Cancer **51**：1497-1510, 2015

14）Watanabe T, et al：Ultrasound image classification of ductal carcinoma *in situ*（DCIS）of the breast：analysis of 705 DCIS lesions. Ultrasound Med Biol **43**：918-925, 2017

15）Wellings SR, et al：An atlas of subgross pathology of human breast with special reference to possible precancerous lesions. J Natl Cancer Inst **55**：23-73, 1975

16）American College of Radiology：Breast Imaging Reporting and Data System, 5th Ed, 2013

17）Winham SJ, et al：NanoString-based breast cancer risk prediction for women with sclerosing adenosis. Breast Cancer Res Treat **166**（2）：641-650, 2017

18）Visscher DW, et al：Sclerosing adenosis and risk of breast cancer. Breast Cancer Res Treat **144**（1）：205-212, 2014

19）Virnig BA, et al：Ductal carcinoma *in situ* of the breast：a systematic review of incidence, treatment, and outcomes. J Natl Cancer Inst **102**：170-178, 2010

20）Stomper PC, et al：Clinically occult ductal carcinoma *in situ* detected with mammography：analysis of 100 cases with radiologic-pathologic correlation. Radiology **172**（1）：235-241, 1989

21）Kessar P, et al：How significant is detection of ductal carcinoma *in situ* in a breast screening programme? Clin Radiol **57**（9）：807-814, 2002

22）宮城由美，岩瀬拓士：DCIS の画像診断（1）マンモグラフィ．乳癌の臨床 **27**（5）：517-527，2012

23）Richards T, et al：Nipple discharge：a sign of breast cancer? Ann R Coll Surg Engl **89**：124-126, 2007

24）Günhan-Bilgen I, Oktay A：Paget's disease of the breast：clinical, mammographic, sonographic and pathologic findings in 52 cases. Eur J Radiol **60**：256-263, 2006

25）Lee AH, et al：Angiogenesis and inflammation in ductal carcinoma *in situ* of the breast. J Pathol **181**（2）：200-206, 1997

26）Watanabe T, et al：Multicenter Prospective Study of Color Doppler Ultrasound for Breast Masses：Utility of Our Color Doppler Method. Ultrasound Med Biol **45**（6）：1367-1379, 2019

27）Watanabe T, et al：Utility of B-Mode, Color Doppler and Elastography in the Diagnosis of Breast Cancer：Results of the CD-CONFIRM Multicenter Study of 1351 Breast Solid Masses. Ultrasound Med Biol **47**（11）：3111-3121, 2021

28）河内伸江，角田博子ほか：非浸潤性乳管癌におけるエラストグラフィ所見についての検討．超音波医学 **37**（1）：3-10, 2010

29）Howlader N, et al（eds）：SEER Cancer Statistics Review, 1975-2017, National Cancer Institute. Bethesda, MD＜https://seer.cancer.gov/csr/1975_2017/＞, based on November 2019 SEER data submission, posted to the SEER web site, April 2020

I. 総論

B　DCISの病理

　非浸潤性乳管癌（ductal carcinoma *in situ*：DCIS）は一部の例外を除き，終末乳管小葉単位（terminal duct lobular unit：TDLU）（図1）に発生し[1]，小葉乳管系の基底膜に囲まれた空間の中で増殖する腫瘍である．同じく基底膜空間の中で増殖する非浸潤性小葉癌（lobular carcinoma *in situ*：LCIS）とは発生部位は同じであり，両者は発生部位ではなく腫瘍細胞そのものの性質の違いによって区別される（図2）．

　DCISは増殖・進展のパターン，構築，細胞異型，壊死や石灰化の有無などが症例によって異なり，その多彩性は超音波やマンモグラフィなどの画像所見にも反映される．

1　DCISのgrading

　WHO分類では腫瘍細胞の核異型の程度によってDCISをlow nuclear grade, intermediate nuclear grade, high nuclear gradeの3つのグレードに分類している（図3〜5）[2]．また，大まかにlow-grade DCISとhigh-grade DCISに分けて論じられる場合も多い．グレードによってとりやすい増殖パターンがあり，画像診断に現れる特徴からグレードが推定できる場合がある．また予後や再発率といった臨床的特徴も異なるため，DCISのグレード分類は重要である．

　Low nuclear grade DCISは，核が小型で単調な腫瘍細胞からなり，壊死はまれである．一方，high nuclear grade DCISは大型の核を持つ腫瘍細胞からなり，核の多形性や不規則な細胞配列を示し，分裂像も多くみられる．壊死を伴うことが多い．Intermediate nuclear grade DCISは両者の中間的特徴を示す腫瘍細胞からなる．

　最近の遺伝子異常を含めた研究から，low-gradeとhigh-gradeのDCISは，生物学的性質が異なるのみならず，その発癌経路も最初から異なっていることが明らかとなった[3]．すなわち最初から両者は異なる経路で発生し，low-gradeからhigh-gradeへ進展することは少ない．

　Low-grade DCISは，estrogen receptor（ER）陽性，HER2陰性を呈し，分子サブタイプがluminal Aに相当する比較的均一な集団である．腫瘍細胞の染色体異常では，16qの欠失が特徴的である．一方，

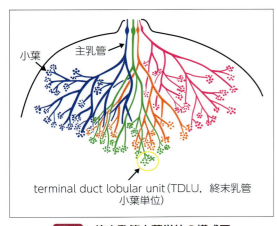

図1　終末乳管小葉単位の模式図
乳腺は，主乳管から末梢へ扇状に枝分かれを伸ばして形成される腺葉という単位で構成されている．終末乳管小葉単位は腺葉の最も末梢に位置する．

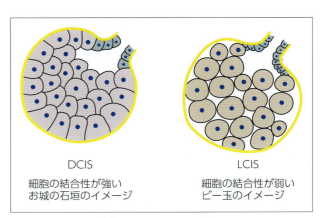

図2　DCISとLCISの違い
DCISでは腫瘍細胞が互いに接着性を持っているのに対し，LCISでは腫瘍細胞同士の接着性が乏しい．

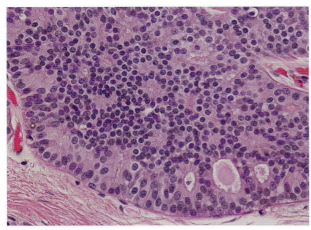
図3　Low nuclear grade DCIS（×400）
核は小型，円形で，単調である．

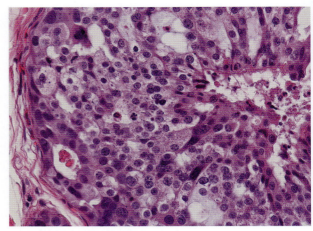
図4　Intermediate nuclear grade DCIS（×400）
核のサイズや単調性は，low と high の中間的レベルである．

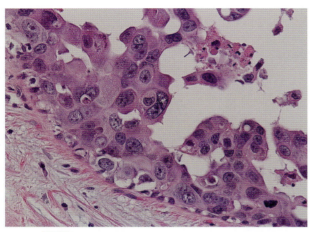
図5　High nuclear grade DCIS（×400）
核は大型で，明瞭な核小体を有する．大小不同が目立ち，多形性がある．

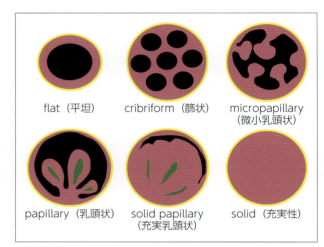
図6　DCIS が示す様々な構築

　high-grade DCIS には，様々な分子サブタイプのものが含まれ，染色体の異常も low-grade DCIS に比べると多彩である[3]．

2　DCIS が示す多彩な構築

　DCIS は乳管・小葉系の中で様々な構築をとって増殖する（図6）．通常1つの病変の中に複数のタイプが混在することが多い．Cribriform pattern（篩状構造）は最もよくみられるもので，non-high grade の DCIS に多い．腫瘍細胞が基底膜空間内で多数の二次腺腔を形成して増殖する．内腔には腫瘍細胞が産生した分泌物が貯留していることがあり，分泌型の石灰化が認められることがある（図7）．Intermediate nuclear grade DCIS では cribriform pattern の中心部に壊死を伴い，壊死型の石灰化が混在することもある（図8）．Micropapillary pattern は腫瘍性上皮が内腔に向かって突出するように増殖するもので，内部に血管結合組織性の間質軸を伴わないものである（図9）．Low, high nuclear grade いずれの DCIS でも認められる．血管結合組織性の間質軸を伴う内腔への突出を示すものが真の papillary pattern である（図10）．このパターンは non-high grade の DCIS に多くみられる．Papillary pattern のうち，腫瘍性上皮の増殖が強く，内腔をほぼ閉塞するような高度の充実性増殖を示すものを solid papillary pattern（図11）といい，このパターンを示すものは non-high grade で，免疫染色にて神経内分泌系マーカーの発現を示すことが多い．Solid pattern は low, high nuclear grade ともに認められるが，high nuclear grade DCIS ではしばしば中心部に広範な壊死を伴い，壊死型の石灰化を示す傾向がある（図12, 13）．Flat type では，low nuclear grade に相当するものは flat epithelial atypia（平坦型上皮異型）として取り扱われ，高度の核異型を示す腫瘍細胞が数層増殖しているものを DCIS とする（図14）．

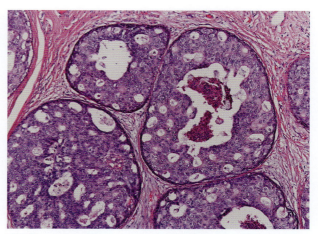

図7 篩状構造を呈する low nuclear grade DCIS
腫瘍が形成する二次腺腔の内腔には分泌型石灰化がみられる．

図8 篩状構造の中心部に壊死を伴う intermediate nuclear grade DCIS

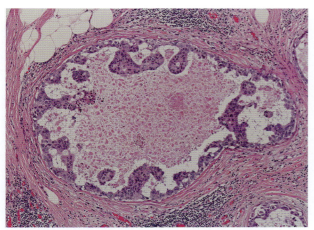

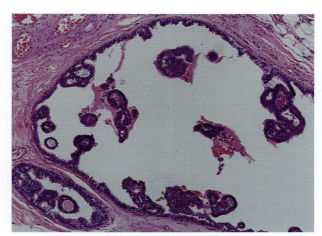

図9 微小乳頭状構築を示す high nuclear grade DCIS

図10 乳頭状構築を示す low nuclear grade DCIS
図9と異なり，内腔に突出する上皮の中心部に間質が存在している．

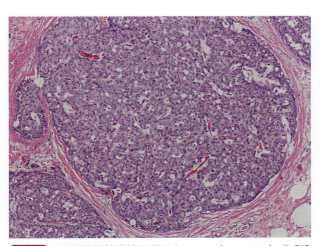

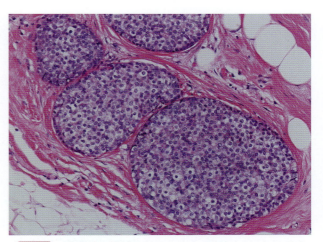

図11 充実乳頭状構築を示す low nuclear grade DCIS
充実性に増殖する腫瘍細胞の間に細い毛細血管からなる間質が介在している．

図12 充実性の増殖を示す low nuclear grade DCIS

3 DCIS が示す多彩な増殖・進展様式

　　TDLU に発生した DCIS は既存の小葉や乳管の内腔を充満・拡張させて（unfolding）腫瘍として認識される塊を作る場合と，内腔拡張をあまりきたさず，乳頭側に向かって乳管内を進展して広がる場合とがある（図15）．後者の場合，腫瘍を自覚されることがなく，検診マンモグラフィの石灰化などで偶然

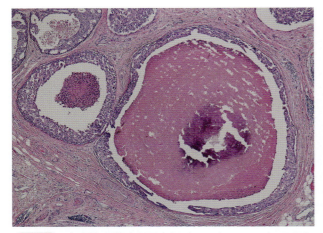

図13 充実性の増殖を示す high nuclear grade DCIS
腫瘍胞巣の中心部は広範な壊死に陥っており，壊死型の石灰化を伴っている．

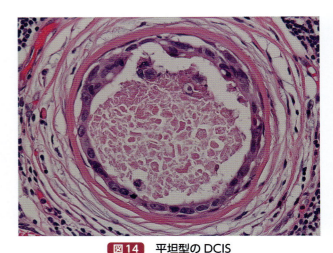

図14 平坦型の DCIS
腫瘍細胞が一層から数層の平坦な増殖を示している．平坦型上皮異型と異なり，核異型が強く，high nuclear grade である．

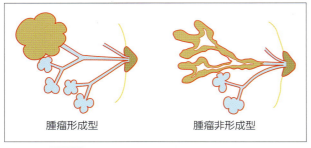

図15 DCIS の増殖・進展様式の模式図

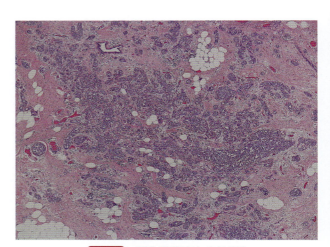

図16 硬化性腺症内の DCIS
小型充実性胞巣が一見浸潤性に増殖しているようにみえる．

発見されたり，血性分泌で気づかれたりすることがある．領域として広範に分布する DCIS の場合，単発性で乳管内進展が広範囲な場合と，多発する DCIS の場合がある[4]．小葉内腫瘍（lobular neoplasia）や平坦型上皮異型（flat epithelial atypia）などの乳癌リスク病変を有する乳腺において，low-grade DCIS が多中心性に発生しているような症例は時々経験される．

　DCIS は，時に良性増殖性病変の内部に発生あるいは進展し，良性増殖性病変と同じ領域で混在することがある．その1つは，硬化性腺症内の DCIS[5]である（図16）．硬化性腺症（sclerosing adenosis）は TDLU に発生する良性増殖性病変で，小葉細乳管が分岐を増やすことで，病理標本上小型の腺管が増加してみえるものである．浸潤性乳管癌との鑑別が難しい場合があるが，増殖する小型腺管の周囲には筋上皮細胞が存在しているため，筋上皮の免疫染色を行うことで両者の鑑別が可能である．小型腺管の周囲間質には種々の程度に硬化を伴うため，病変が広い場合には画像で構築の乱れ（distortion）を呈しうる．この増殖した小型腺管の内部に DCIS がみられる場合がある．硬化性腺症内の DCIS は，distortion をきたしうるため，画像的に浸潤性乳管癌の可能性が疑われることがあるが，病理所見でもその存在を知らないと浸潤性乳管癌と過大評価される危険性がある．浸潤癌との鑑別にも筋上皮細胞の免疫染色が有用である（図17）．良性病変と混在する DCIS のもう1つの例として乳頭腫内の DCIS がある．末梢性多発性乳頭腫では，単発性中枢性乳頭腫に比して癌を合併するリスクが高いことが知られている．末梢性多発性乳頭腫の一部に DCIS がみられることがあり，その場合 non-high grade な DCIS であることが多い[6]（図18）．画像では区域性の異常を呈することが多い．また侵された乳管系の unfolding が目立つ場合には腫瘤様の病変も形成しうる．

　以上述べた DCIS の多彩な増殖・進展様式を模式図にまとめる（図19）．

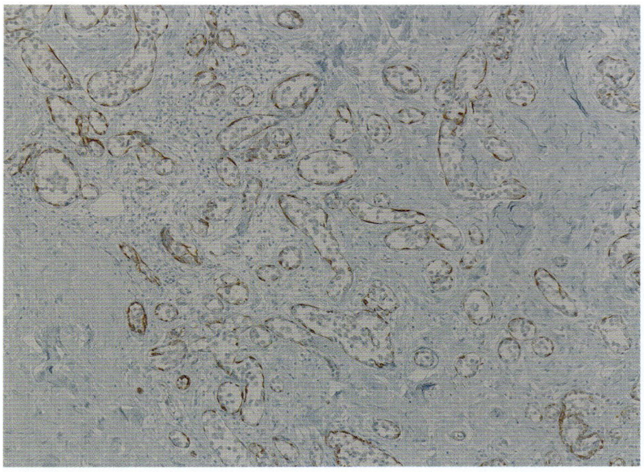

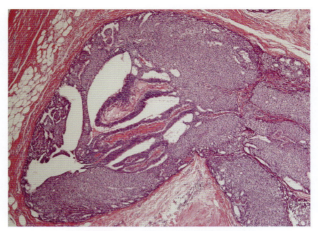

図17 図16の病変の筋上皮マーカー免疫染色（カルポニン）
充実性胞巣辺縁にカルポニン陽性の筋上皮細胞が保たれており，非浸潤癌であることがわかる．

図18 乳頭腫とDCISの共存
乳頭腫と充実性増殖を示すlow nuclear grade DCISが同一乳管内に共存している．

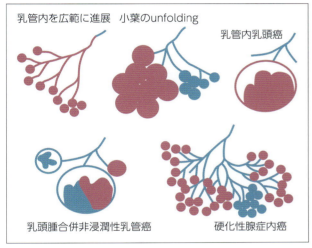

図19 DCISの多彩な増殖・進展パターンの模式図

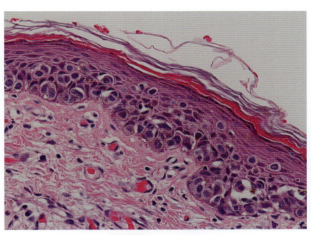

図20 Paget病
表皮基底部から中層にかけて，大型の核と豊富な弱好酸性細胞質を持った細胞が増殖している．

4 Paget病（Paget's disease）

High-gradeのDCISが乳輪下の太い乳管に進展し，さらに乳頭部の表皮に進展すると，Paget病と呼ばれる病変を形成する．Paget病では，丁寧に検索するとほぼ常にhigh-grade DCISが発見される．肉眼的には湿疹様の病変を形成し，組織学的には表皮内に大型の核と明調な細胞質を豊富に有する腫瘍細胞が散在性または小集塊を形成して増殖している（図20）．

5 DCISの鑑別診断

a. 通常型乳管過形成（usual ductal hyperplasia：UDH）

UDHは良性の乳管内増殖性病変で，DCIS，とりわけlow-grade DCISとの鑑別が問題となることがまれではない．両者は類似した構築を形成するが，次のような違いがある（図21）．二次腺腔を形成する場合，DCISでは端正な円形の腔を形成し，その内腔に向かって核が極性を持って配列するが，UDHでは二次腺腔の形がいびつで，腺腔の辺縁で三日月形の細長い腺腔を形成する傾向がある．内腔へ突出する場合，DCISではその先端が膨らむ傾向があるが，UDHでは先細りになる傾向がある．腺腔全体を充満する充実性増殖を示す場合は特に鑑別が困難となるが，DCISではUDHに比べて核所見が全体に単調で，小型ながら緊満感のある核所見を呈し，配列が規則的である（図22）．UDHとlow-grade DCISの鑑別には高分子ケラチン（cytokeratin 5/6, cytokeratin 14, 34βE-12など）の免疫染色が有用で，UDH

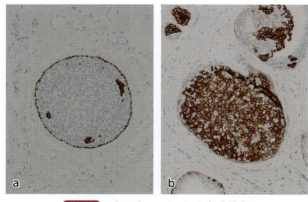

図21 DCISとUDHの構築の違い
上がDCIS，下がUDHである．

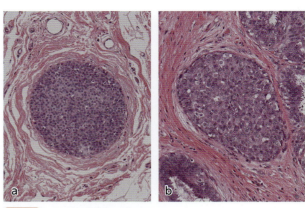

図22 充実性増殖を示す low nuclear grade DCIS と UDH
a. DCIS，b. UDH

図23 Cytokeratin 5/6 免疫染色
DCIS（a）では均一に陰性であるのに対し，UDH（b）ではモザイク状に陽性となる．

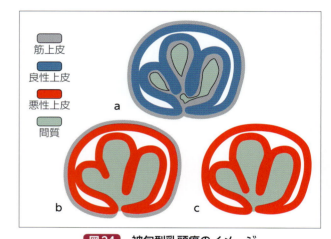

図24 被包型乳頭癌のイメージ
a. 乳管内乳頭腫，b. 乳管内乳頭癌，c. 被包型乳頭癌
被包型乳頭癌は乳管内乳頭癌に類似しているが，乳管内癌ではなく，外周に筋上皮が存在しない．

ではモザイク状に陽性を示すのに対し，low-grade DCISでは均一に陰性となる（図23）．

b．非浸潤性小葉癌（lobular carcinoma *in situ*：LCIS）

DCISと同様，基底膜で囲まれた空間の中で増殖する腫瘍であり，充実性の増殖を示すDCISとの鑑別が時に問題となる．LCISではDCISに比べると腫瘍細胞同士の結合性が低い傾向がある（図2）．E-cadherinの免疫染色が鑑別に有用で，DCISでは腫瘍細胞の細胞膜に陽性であるが，LCISでは陰性となる．

c．被包型乳頭癌（encapsulated papillary carcinoma）

厳密にはDCISではないが，臨床的にはDCISと同様にpTisの癌として取り扱われる癌であるため，ここで簡単に紹介する．肉眼的特徴は囊胞内に乳頭状に増殖することで，境界明瞭な腫瘍を形成するため，乳管内乳頭癌（intraductal papillary DCIS）と類似している．乳管内乳頭癌では，その壁は乳管であり，周囲に筋上皮が存在するのに対し，被包型乳頭癌ではその壁は線維性の被膜構造である．線維性被膜構造は一見乳管壁に類似しているが，乳管ではないため，筋上皮は存在しない（図24）．圧排性の増殖パターンをとる浸潤癌と位置づけられているが，臨床的振る舞いはDCISと同様で，予後が良好である．内部の構築は乳管内乳頭癌とほぼ同様で，定義上腫瘍細胞の核異型は，軽度～中等度までである．高度の細胞異型を呈する場合は，通常の浸潤性乳管癌と同様の予後であるため，被包型乳頭癌の範疇には入らない．乳管内乳頭癌と被包型乳頭癌は，画像診断や肉眼所見のみでは鑑別することができない．

文献

1) Wellings SR, et al：An atlas of subgross pathology of the human breast with special reference to possible precancerous lesions. J Natl Cancer Inst **55**：231-273, 1975
2) Pinder SE, et al：Ductal carcinoma *in situ*. WHO Classification of Tumours, 5th Ed, IARC, p76-81, 2019
3) Sgroi DC：Preinvasive breast cancer. Annu Rev Pathol **5**：193-221, 2010
4) Foschini MP, et al：The impact of large sections on the study of *in situ* and invasive duct carcinoma of the breast. Hum Pathol **38**：1736-1743, 2007
5) Moritani S, et al：Topographical, morphological, and immunohistochemical characteristics of carcinoma *in situ* of the breast involving sclerosing adenosis. Two distinct topographical patterns and histological types of carcinoma *in situ*. Histopathology **58**：835-846, 2011
6) Moritani S, et al：Uniqueness of ductal carcinoma *in situ* of the breast concurrent with papilloma：implications from a detailed topographical and histopathological study of 50 cases treated by mastectomy and wide local excision. Histopathology **63**：407-417, 2013

II

各論
1 腫瘤

II. 各論　1 腫瘤

充実性腫瘤を呈する DCIS

　充実性腫瘤として認識される非浸潤性乳管癌（ductal carcinoma *in situ*：DCIS）は全体の 30％程度であり，乳腺内の低エコー域に次いで多く遭遇する超音波画像である．腫瘤における良悪性診断では形状や境界などが重要な因子である．これらの因子は浸潤癌においては有用であるが，DCIS の場合は異なる．腫瘤の良悪性判定に決定的な因子としての境界部高エコー像（halo）や境界線の断裂は癌が脂肪織に浸潤することで認められる所見であり，浸潤のない DCIS では診断の役に立たない．したがって，充実性腫瘤として認められる DCIS の診断では通常と異なる視点が必要になる．

　日本乳腺甲状腺超音波医学会（JABTS）BC-02 研究で充実性腫瘤として認識された DCIS の特徴を以下に列挙する．

> ・境界・形状：境界明瞭で縦横比（D/W）が比較的大きな円形，楕円形もしくは分葉形腫瘤．腫瘤径が小さいほど円形・楕円形が多いが，大きくなるにつれて不整形など浸潤癌も疑うような超音波画像を呈する傾向がある．
> ・D/W：BC-02 研究での縦横比の平均は 0.72（0.21〜1.75）であった．
> ・後方エコー：充実性腫瘤を呈する DCIS の 90％程度で増強していた．
> ・点状高エコー：認めないことが多い．
> ・カラードプラ：腫瘤内に血流シグナルを認めることが多いが，認めないこともある．
> ・エラストグラフィ：ひずみの低下はあまりないことが多い．

　境界が比較的明瞭で D/W が大きく，円形・楕円形腫瘤を呈する腫瘤の鑑別としては乳管内乳頭腫（intraductal papilloma：IDP）がある．また，濃縮囊胞の可能性も考慮する必要がある．この場合，カラードプラが有用な場合があるが，DCIS や IDP でも血流シグナルを認めない場合もあるので注意する．なお，充実性腫瘤を呈する DCIS は non-comedo タイプが多いことも特徴である．

　本項では 16 例の充実性腫瘤を提示する．前半の症例は比較的典型的な腫瘤像を呈する DCIS といえる腫瘤である．なかには DCIS であっても浸潤癌にしかみえないような例外的な症例もあるが，充実性腫瘤を呈する DCIS のイメージがおおよそ把握できるかと思う．

充実性腫瘤❶ 49歳，女性

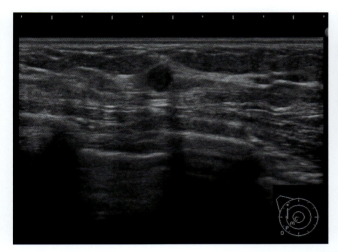
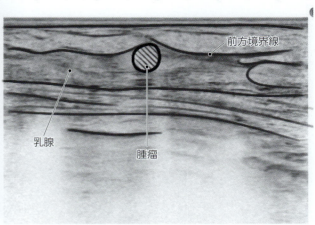

前方境界線
乳腺
腫瘤

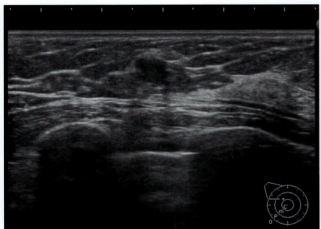
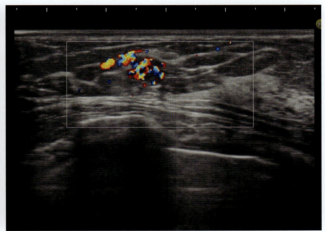

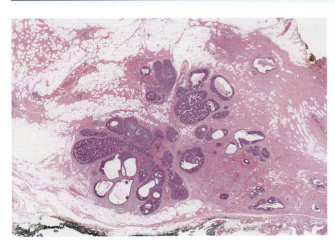

【発見契機】乳がん検診マンモグラフィの石灰化経過観察中の超音波検査（石灰化は病変とは関係なし）
【超音波所見】右乳房10：00 Pに5 mmの腫瘤を認める．円形，楕円形で境界明瞭．後方エコーはやや増強．
カラードプラ：バスキュラリティは豊富である．
【鑑別診断】DCISまたは乳管内乳頭腫，細胞成分が多く圧排性発育を示す浸潤性乳癌などが考えられる．
【病理】DCIS（non-comedo type），ER（+），PgR（+），HER2（1+），Ki67：5%
【病理組織像】ルーペ像では複数の癌巣が集簇している．本症例では，これらの癌巣と間質成分と併せて境界明瞭な腫瘤として認識されていると考えられる．

充実性腫瘤❷ 71歳, 女性

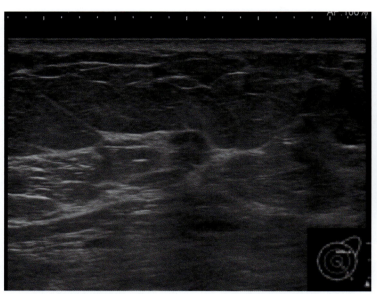
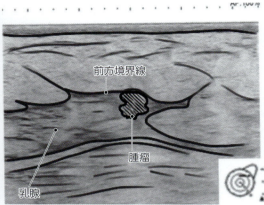

前方境界線
腫瘤
乳腺

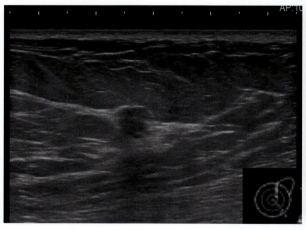
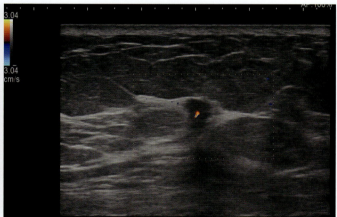
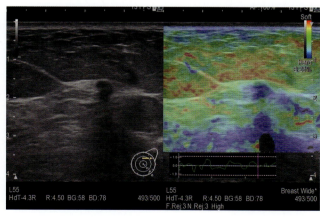
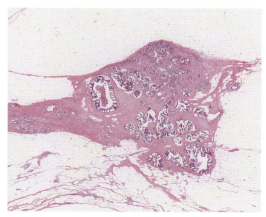

【発見契機】乳がん検診マンモグラフィ（左乳房局所的非対称性陰影）
【超音波所見】左乳房1：00 Mに6 mmの腫瘤を認める．分葉形で境界明瞭粗ぞう．後方エコーは不変．
カラードプラ：血流シグナルがわずかに認められる．
エラストグラフィ：ひずみの低下を認める．
【鑑別診断】画像からは浸潤癌，DCIS，乳管内乳頭腫が同程度に考えられるが，年齢を考慮すると悪性の可能性が高いと考えられる．
【病理】DCIS（comedo type），ER（＋），PgR（＋），HER2（1＋），Ki67：4％
【病理組織像】ルーペ像からは，多数の癌病巣とその周囲の間質成分がまとまって超音波画像上1つの充実性腫瘤としてみえていたと考えられる．

充実性腫瘤❸　38歳，女性

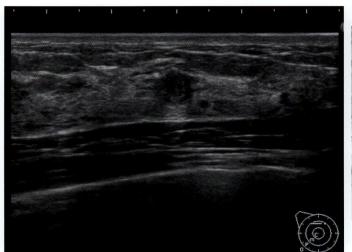
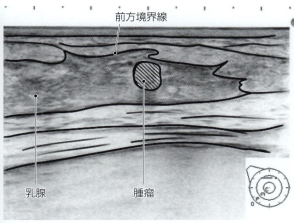
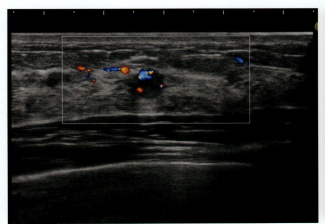
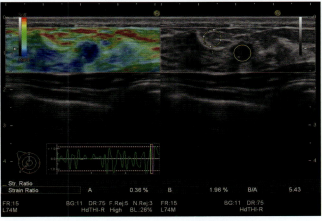
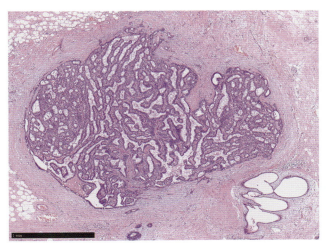

【発見契機】乳がん検診超音波検査
【超音波所見】右乳房 12：00 M に 6 mm の境界明瞭で円形の充実性腫瘤を認める．D/W は大である．形状は一部"かど"があるようにみえるが全体としては円形としてよいと思われる．後方エコーは増強している．
カラードプラ：血流シグナルは比較的豊富である．
エラストグラフィ：ひずみの低下を認める．
【鑑別診断】小さな円形腫瘤であるので悪性では DCIS，良性では乳管内乳頭腫が考えられる．濃縮嚢胞は血流シグナルから否定される．
【病理】DCIS（non-comedo type），ER（+），PgR（+），HER2（1+），Ki67：15%
【病理組織像】ルーペ像は，超音波での境界明瞭な充実性腫瘤と一致している．

充実性腫瘤❹ 81歳，女性

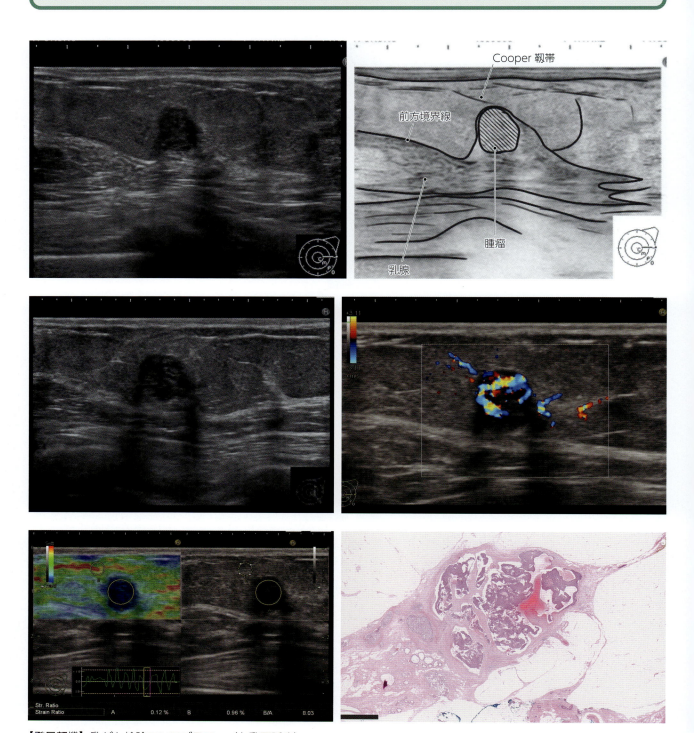

【発見契機】乳がん検診マンモグラフィ（左乳房腫瘤）
【超音波所見】左乳房3：00 Mに9mmの境界明瞭でD/W大の楕円形の充実性腫瘤を認める．後方エコーはほぼ不変である．
カラードプラ：豊富な血流シグナルが存在し，貫入も認める．
エラストグラフィ：ひずみの低下を認め，硬い腫瘤と考えられる．
【鑑別診断】比較的小さな円形の充実性腫瘤であるので悪性ではDCISや細胞成分が多く圧排性発育を示す浸潤癌，良性では乳管内乳頭腫が考えられる．エラストグラフィで硬い病変であるので悪性の可能性が高いと考えられる．
【病理】DCIS (non-comedo type)，ER (+)，PgR (+)，HER2 (1+)，Ki67：4%
【病理組織像】ルーペ像からは，複数の癌病巣およびその周囲の間質を含めた部分が超音波上で1つの充実性腫瘤として認識されていると考えられる．

充実性腫瘤❺　65歳，女性

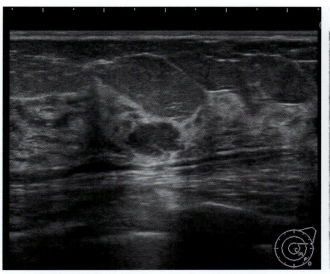
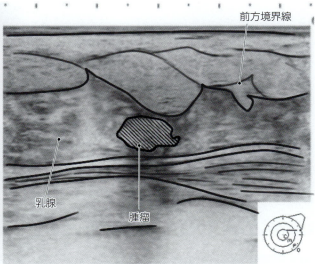
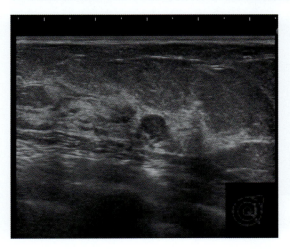
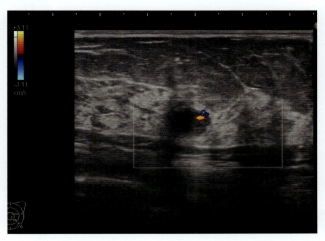
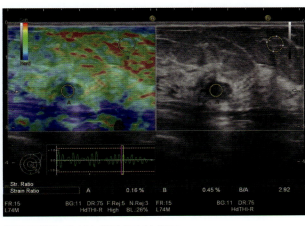
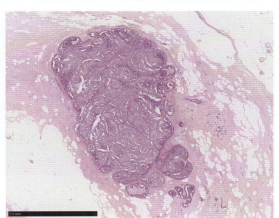

【発見契機】乳がん検診超音波検査
【超音波所見】左1：00 M に 9×5 mm の充実性腫瘤を認める．形状は円形から楕円形で D/W は 0.7 を超えない．境界は明瞭粗ぞうである．後方エコーは増強している．
カラードプラ：血流シグナルはわずかに認めるのみ．
エラストグラフィ：ひずみの低下をわずかに認める．
【鑑別診断】楕円形であるのでまずは線維腺腫が鑑別にあがるが，境界が粗ぞうであり典型的ではない．浸潤癌や DCIS，乳管内乳頭腫の可能性も考えられる．
【病理】DCIS（non-comedo type），ER（+），PgR（+），HER2（0），Ki67：3%
【病理組織像】ルーペ像では病変は 1 つの充実性癌巣であり，境界が粗ぞうな超音波画像と一致すると考えられる．

充実性腫瘤❻ 52歳，女性

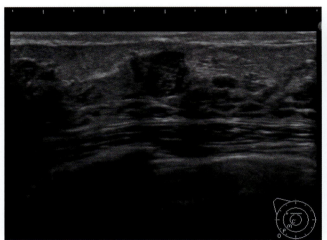
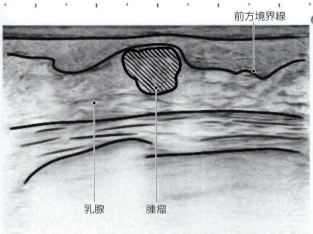

前方境界線
乳腺　腫瘤

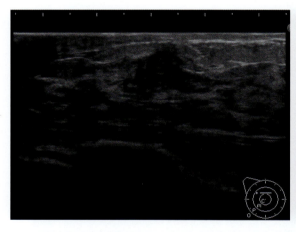
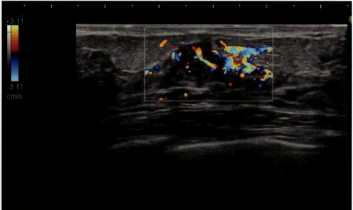

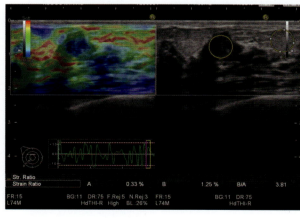
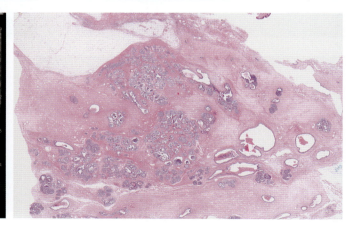

【発見契機】右乳房の腫瘤自覚
【超音波所見】右乳房 12：00 M に D/W 大の 10 mm の充実性腫瘤を認める．不整形もしくは多角形で，境界は明瞭である．後方エコーはわずかに増強．
カラードプラ：豊富な血流シグナルを認める．
エラストグラフィ：軽度のひずみの低下を認める．
【鑑別診断】DCIS，乳管内乳頭腫，浸潤癌
楕円形で境界明瞭な腫瘤であるので DCIS や乳管内乳頭腫などが鑑別にあがる．細胞成分の多い浸潤癌の可能性もある．血流が豊富なので悪性の可能性が高いが，乳管内乳頭腫も血流が豊富なことも多い．
【病理】DCIS（non-comedo type），ER（＋），PgR（＋），HER2（2＋），FISH：未検査，Ki67：10%
【病理組織像】ルーペ像での複数の癌病巣および間質が，超音波画像上で 1 つの充実性腫瘤として認識されていると思われる．

充実性腫瘤❼　86歳，女性

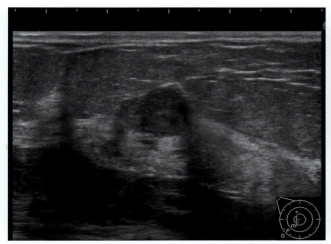
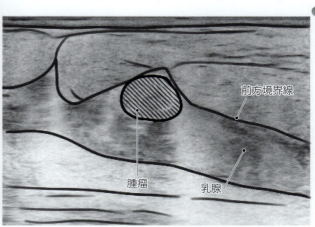
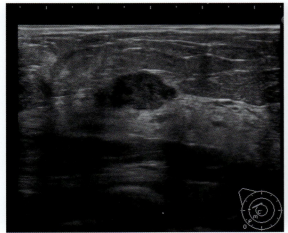
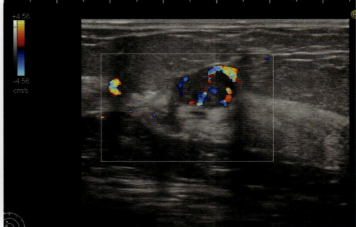
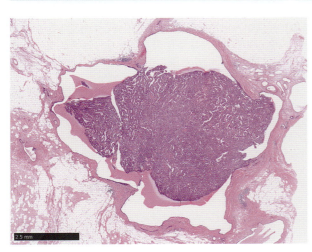

【発見契機】乳がん検診マンモグラフィ（右乳房腫瘤）
【超音波所見】右 10：30 M に 8 mm の円形で境界明瞭な充実性腫瘤を認める．D/W は大．別方向の画像では D/W が 0.7 より小さい楕円形腫瘤として認められた．後方エコーはやや増強しており細胞成分が比較的豊富な腫瘤と考えられる．
カラードプラ：豊富な血流シグナルを認める．入射角ほぼ 0°の貫入も認められる．
【鑑別診断】境界明瞭な円形/楕円形腫瘤なので DCIS や乳管内乳頭腫がまず考えられる．線維腺腫も鑑別にあがる．
【病理】DCIS（non-comedo type），ER（＋），PgR（＋），HER2（1＋），Ki67：2%
【病理組織像】ルーペ像では囊胞内病変の構造であることがわかる．液体成分が少なかったため超音波では充実性にみえていたと推測される．

充実性腫瘤❽　50歳，女性

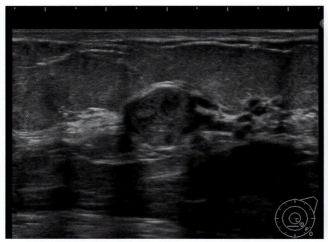
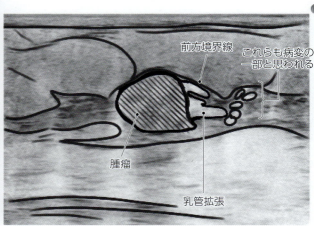
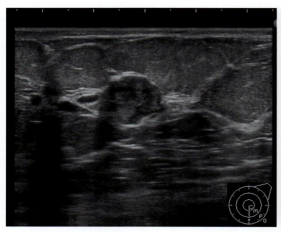
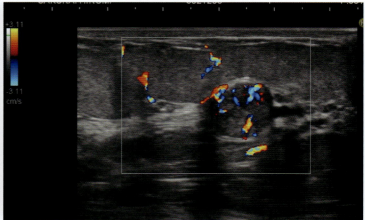
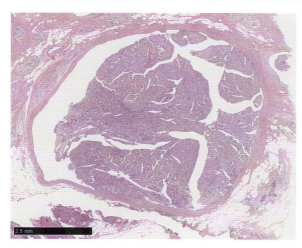

【発見契機】左血性乳頭分泌
【超音波所見】左乳房6：00 Mに円形の12 mmの腫瘤を認める．境界は明瞭平滑．内部エコーは不均質で等から一部低エコーである．後方エコーは増強している．また，腫瘤に連続する乳管拡張が認められる．
カラードプラ：バスキュラリティは比較的豊富で入射角ほぼ0°の貫入も認める．
【鑑別診断】まずは細胞成分が多く圧排性発育を示す浸潤性乳癌を考えるが，DCISの可能性もあると思われる．内部エコーからは粘液癌の可能性も考えられる．良性では線維腺腫や乳管内乳頭腫も鑑別にあがる．
【病理】DCIS（non-comedo type），ER（+），PgR（+），HER2（1+），Ki67：不明
【病理組織像】ルーペ像からは嚢胞内癌の構造で液状部分がほとんどないために充実性腫瘤にみえたと考えられる．

充実性腫瘤❾ 52歳，女性

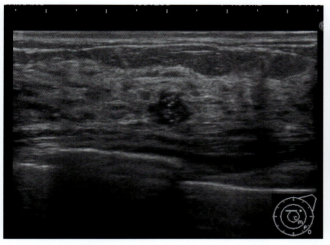
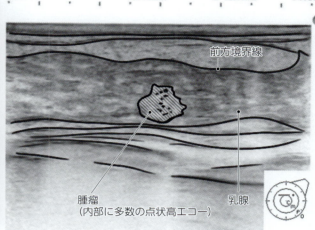
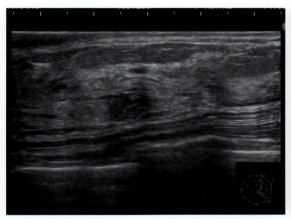
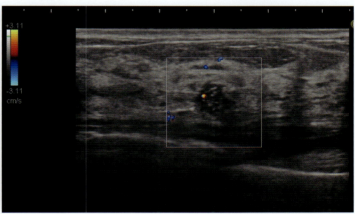
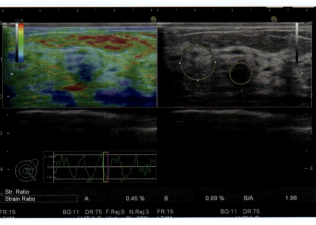
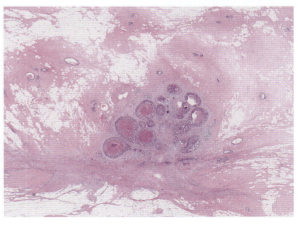

【発見契機】乳がん検診超音波検査（左乳房腫瘤）およびマンモグラフィ（左乳房集簇性石灰化）
【超音波所見】左乳房 1：00 M に D/W 大の 8 mm の充実性腫瘤．形状は不整形で境界は明瞭粗ぞうである．内部に多数の点状高エコーを認める．後方エコーは不変であり，間質成分もある程度存在する病変と考えられる．
カラードプラ：血流シグナルは乏しい．
エラストグラフィ：ひずみの低下を認める．
【鑑別診断】comedo 型の乳管内成分を含む浸潤癌や DCIS が考えられ，良性の可能性は低いと思われる．
【病理】DCIS（comedo type），ER（－），PgR（－），HER2（3＋），Ki67：30％
【病理組織像】複数の管内癌巣およびその周囲の間質が超音波画像上で 1 つの充実性腫瘤として描出されていると思われる．癌巣中心部に壊死型石灰化を多数認める．

充実性腫瘤❿ 54歳，女性

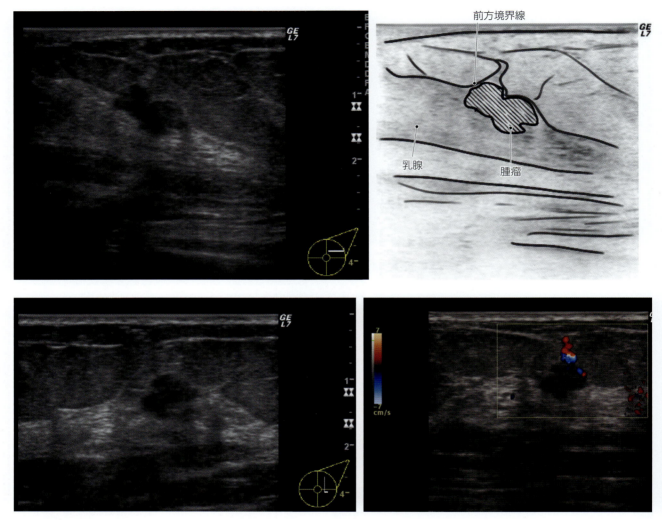

【発見契機】乳がん検診超音波検査（左乳房腫瘤）
【超音波所見】左 2：00 M に 10 mm ほどの分葉形の充実性腫瘤を認める．D/W はあまり大きくないが断面によって異なる．境界は明瞭である．前方境界線は皮膚側に圧排されており，明らかな断裂は伴わない．後方エコーは不変である．
カラードプラ：腫瘤内部にわずかに血流シグナルを認める程度であるが，腫瘤に向かう明らかな血流が存在している．
【鑑別診断】まずは線維腺腫が考えられるが，断面が変わると腫瘤の形状も変化しているので典型的な線維腺腫ではないことがわかる．悪性であれば浸潤癌や DCIS も鑑別にあがる．
【病理】DCIS（non-comedo type），ER 不明，PgR 不明，HER2 不明，Ki67：不明

充実性腫瘤⓫ 66歳，女性

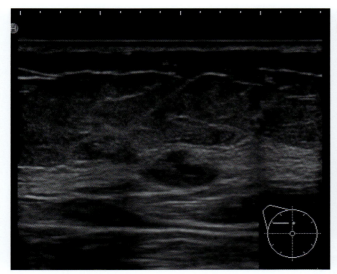
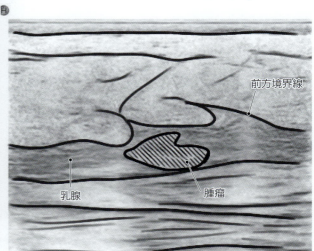
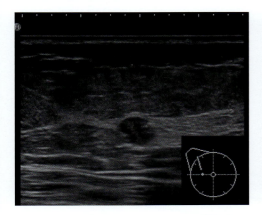
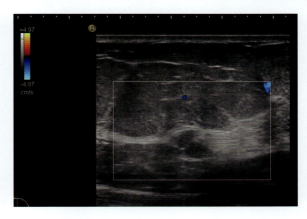
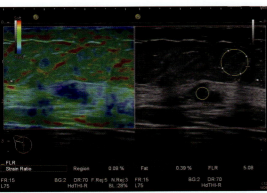

【発見契機】乳がん検診マンモグラフィ（詳細不明）
【超音波所見】右乳房 10：00 M にくびれのある楕円形，もしくは分葉形の 8 mm の腫瘤．D/W は 0.7 より小さい．縦断面では円形に近い分葉形で後方エコーは不変である．
カラードプラ：腫瘤内部に血流シグナルは認められない．ただし，流速レンジが 4.97 cm/s と高めの設定なので，低流速の血流がある可能性もある．カラードプラは流速レンジを 3 cm/s 程度に設定して観察することが望ましい．
エラストグラフィ：ひずみの低下を認める．
【鑑別診断】形状や境界からは良性の線維腺腫などが考えられる．しかし硬い病変であり悪性も考慮する必要がある．悪性の場合は浸潤癌，DCIS どちらの可能性もある．
【病理】DCIS（non-comedo type），ER 不明，PgR 不明，HER2 不明，Ki67：不明

充実性腫瘤⓬　44歳，女性

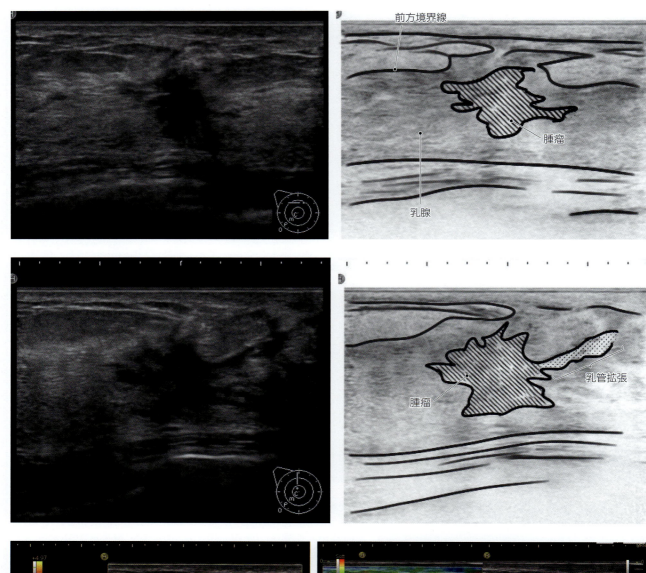

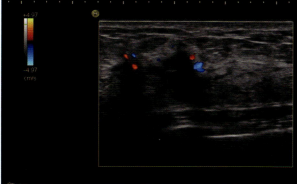

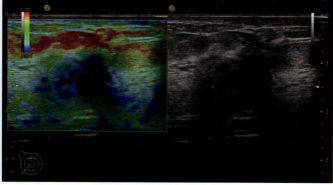

【発見契機】乳がん検診超音波検査
【超音波所見】右乳房12：00Cに不整形で境界不明瞭な腫瘤を認める．D/Wも大であり浸潤癌を疑う所見である．ただし，明らかなhaloや境界線断裂は認められない．後方エコーの減弱も強くない．乳頭に向かう乳管の拡張所見があり，管内病変と推定される．
カラードプラ：腫瘤の周辺に血流シグナルをわずかに認める．
エラストグラフィ：高度のひずみの低下を認める．
【鑑別診断】形状からは間質成分を伴い浸潤性発育を示す浸潤性乳癌も考えられるが，その場合は後方エコーの減弱を認めることが多い．本症例では後方エコーは減弱していないので典型的ではない．この画像からDCISを鑑別にあげるのは難しいが，このようなDCISもまれに存在する．
【病理】DCIS（non-comedo type），ER不明，PgR不明，HER2不明，Ki67：不明

充実性腫瘤⓭　51歳，女性

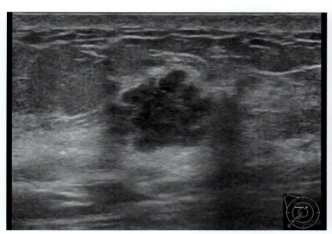
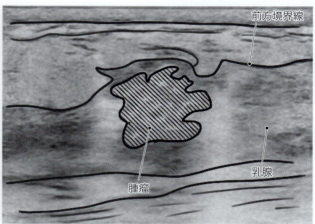
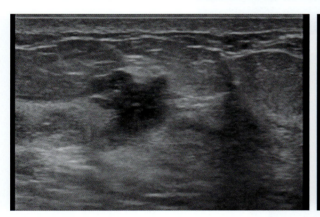
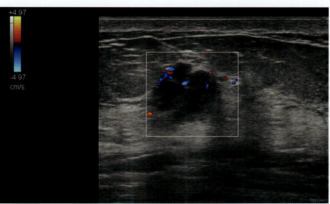
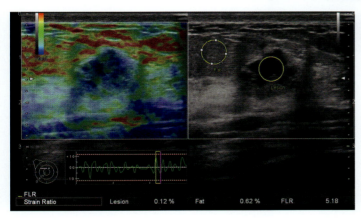

【発見契機】不明
【超音波所見】右乳房1：00Cに18 mmの分葉形腫瘤を認める．D/Wは大（約1.0）．内部エコーは低，境界は明瞭であり，後方エコーはやや増強もしくは不変．
カラードプラ：腫瘤内部に血流シグナルがわずかに認められる．
エラストグラフィ：ひずみの低下を認める．
【鑑別診断】境界明瞭でD/W大の腫瘤なので細胞成分が多く圧排性発育を示す浸潤性乳癌を考えるが，血流シグナルが乏しいので良性の線維腺腫も鑑別にあがる．腫瘤が18 mmと比較的大きいので鑑別診断にDCISをあげるのは難しい．
【病理】DCIS, ER不明, PgR不明, HER2不明, Ki67：不明

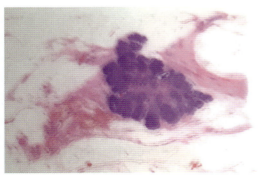

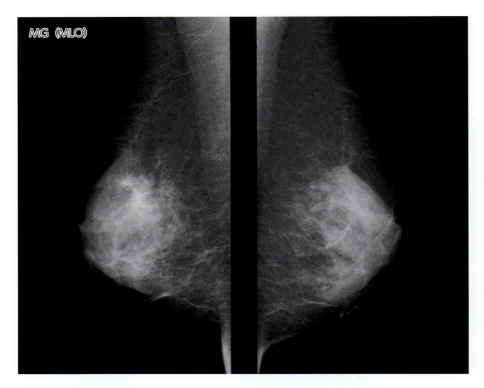

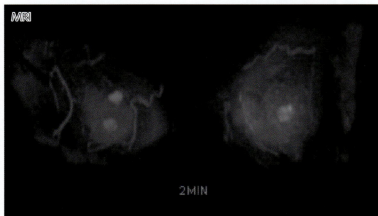

【マンモグラフィ】右MLO-Uにfocal asymmetric density（FAD）を認める．
【MRI】右上内側に濃染される腫瘤を認める．明らかな乳管内病変を認めない．
【病理組織像】ルーペ像では多数の管内癌巣が集簇しており，これらが超音波上で腫瘤像と認識されていると思われる．

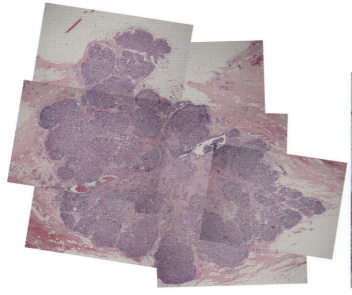

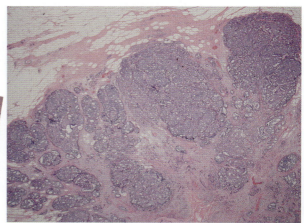

充実性腫瘤⑭ 58歳，女性

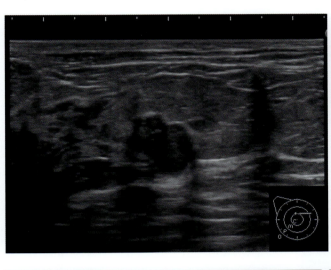
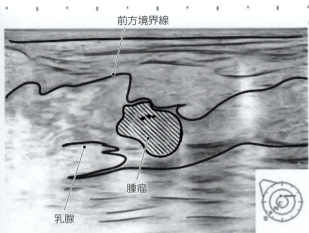

前方境界線
腫瘤
乳腺

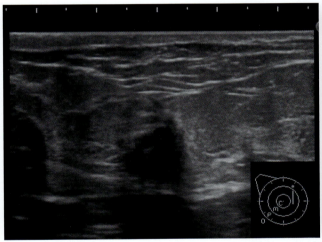
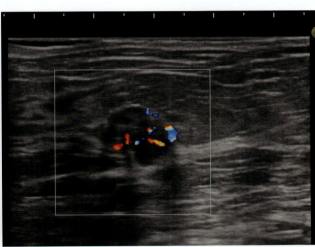

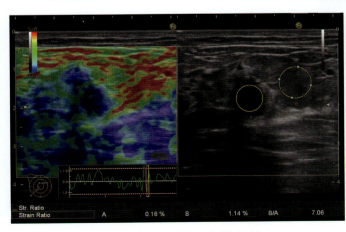
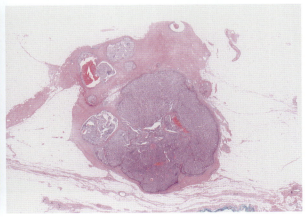

【発見契機】 直腸癌術後の定期CTでの右乳房腫瘤
【超音波所見】 右乳房1：30 Mに12 mmほどの境界明瞭な分葉形腫瘤を認める．腫瘤内部には少数の点状高エコーを認める．後方エコーは一部減弱，一部増強．
カラードプラ：腫瘤内部の血流シグナルは比較的豊富である．0°の貫入も認める．
エラストグラフィ：ひずみの低下を認める．
【鑑別診断】 細胞成分が多く圧排性発育を示す浸潤性乳癌，DCIS，乳管内乳頭腫，線維腺腫などが考えられる．
【病理】 DCIS（non-comedo type），ER（+），PgR（+），HER2（1+），Ki67：4％
【病理組織像】 ルーペ像での右下の大きな癌病巣と左上の比較的小さな癌病巣の集簇部分，そして周囲の間質成分が一体となって超音波画像上1つの腫瘤として認識されていると思われる．

充実性腫瘤⑮ 50歳，女性

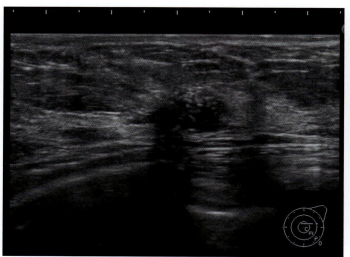
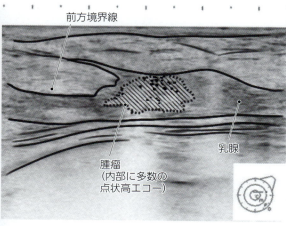

前方境界線
腫瘤（内部に多数の点状高エコー）
乳腺

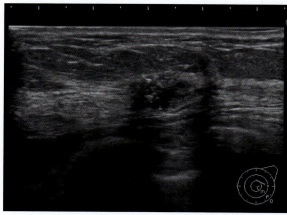
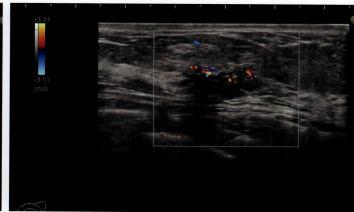

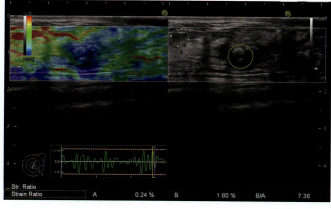
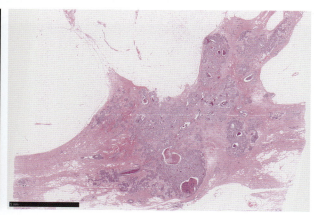

【発見契機】乳がん検診マンモグラフィ（左乳房集簇性石灰化）
【超音波所見】左乳房1：00 M に 14 mm の境界不明瞭な腫瘤を認める．D/W は小さい．腫瘤内部には多数の点状高エコーを認める．後方エコーは減弱している部分と不変もしくはやや増強している部分がある．この病変は乳腺内の低エコー域と認識してもよいと思われる．
カラードプラ：血流シグナルはやや豊富である．
エラストグラフィ：ひずみの低下を認める．
【鑑別診断】内部に多数の点状高エコーを認める腫瘤なので，悪性が強く示唆される．この画像からは浸潤癌も考えられるが，局所性の低エコー域と認識すれば DCIS も鑑別にあがる．
【病理】DCIS, ER（+），PgR（+），HER2（1+），Ki67：25%
【病理組織像】ルーペ像では間質成分が多い部分と細胞成分が多い部分があり，間質成分が多い部分では後方エコーが減弱し，細胞成分が多い部分では後方エコーが増強していると推測できる．また，壊死型の石灰化も多数認められる．

A. 充実性腫瘤を呈するDCIS

充実性腫瘤⑯ 47歳，女性

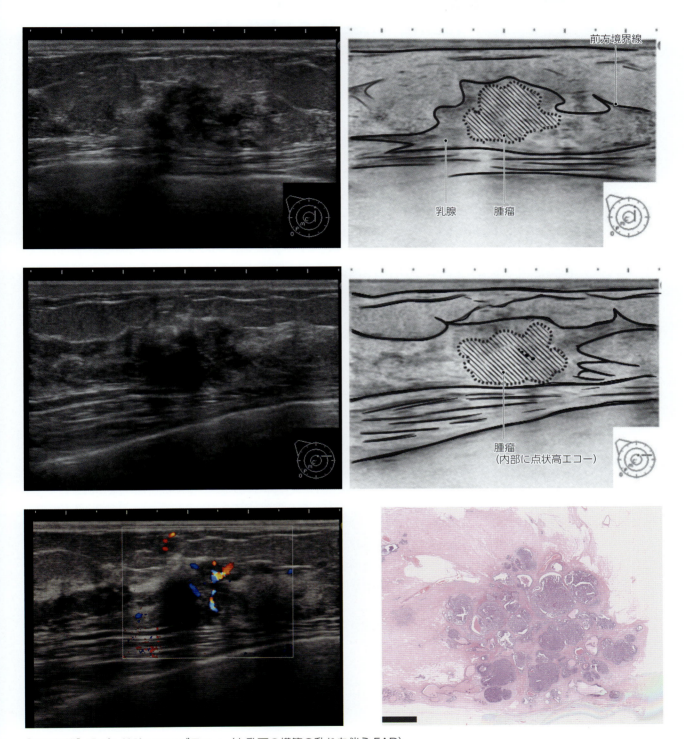

【発見契機】乳がん検診マンモグラフィ（右乳房の構築の乱れを伴うFAD）
【超音波所見】右乳房1：00Mに不整形で，境界不明瞭な充実性腫瘤を認める．内部エコーは不均質で後方エコーは不変である．腫瘤周囲の一部にhalo様の高エコーの部分を認め，前方境界線も断裂している．
カラードプラ：中程度の血流シグナルを認める．
【鑑別診断】不整形の腫瘤であり，まずは浸潤癌が考えられる．また低エコー域とすれば乳腺症やDCISも鑑別にあがる．この超音波画像からはDCISの可能性は高くないと考えられる．
【病理】DCIS, ER（+）, PgR（+）, HER2（1+）, Ki67：不明
【病理組織像】ルーペ像では多数の癌病巣が集簇しており，その部分が充実性腫瘤として認識されていると推測される．

Ⅱ. 各論 ① 腫瘍

B 囊胞内腫瘍を呈する DCIS

　囊胞内腫瘍とは，囊胞の内部に充実性部分が認められる腫瘍のことである．良性であれば囊胞内乳頭腫，悪性であれば非浸潤性乳管癌（ductal carcinoma *in situ*：DCIS）の可能性が高い．囊胞内腫瘍の良・悪性の鑑別は超音波画像上困難な場合がある．鑑別点は充実性部分の立ち上がりである（p4「Ⅰ-A．DCIS の病態と超音波画像」**図 1** 参照）．充実性部分の立ち上がりが有茎性または壁より急峻に立ち上がる場合には囊胞内乳頭腫を第一に考える．充実性部分が囊胞壁を這うように広がり，広基性の場合には悪性である DCIS を第一に考える．なお，良・悪性の鑑別には年齢も重要で，高齢者はより悪性を疑う．

　日本乳腺甲状腺超音波医学会（JABTS）BC-02 研究では 809 病変の DCIS のうち 705 病変（87%）において超音波検査での検出が可能であった．この 705 病変の超音波検出 DCIS のうち 277 病変（39%）が腫瘍，428 病変（61%）が非腫瘍性病変であった．また，これら 277 病変の腫瘍のうち 215 病変（31%）が充実性腫瘍であり，62 病変（9%）が内部に充実部分と液状部分を有する混合性腫瘍であった．混合性腫瘍 62 病変のうち 56 病変（90%）が超音波にて囊胞内腫瘍，6 病変（10%）が囊胞様構造を有する腫瘍として分類された．充実部分の形状に関しては立ち上がりが不明瞭でなだらかなものが 42 病変（68%），立ち上がりが急峻で明瞭なもの 14 病変（23%）であった．62 例の混合性パターンを示す腫瘍のうち，カテゴリー 3〜4 と判定されたものは 57 病変（92%）であった．

＜囊胞内腫瘍に関連する用語＞
　囊胞内腫瘍に関連する用語はやや複雑であるので，以下にまとめて説明する．

■混合性腫瘍（混合性パターンを示す腫瘍）：充実性部分と液状部分を有する腫瘍のことである．次の 2 つに分類される．
　・囊胞内腫瘍：囊胞の内部に充実性部分が認められる
　・液状部分を有する充実性腫瘍：充実性腫瘍内に液状部分を有するもの
■囊胞内癌：全て，あるいは大部分が囊胞状に拡張した乳管内に存在する癌
　・非浸潤性乳管癌（DCIS）
　・浸潤性乳管癌，微小浸潤癌，乳管内成分優位の浸潤癌

B. 嚢胞内腫瘤を呈するDCIS

嚢胞内腫瘤❶ 74歳，女性

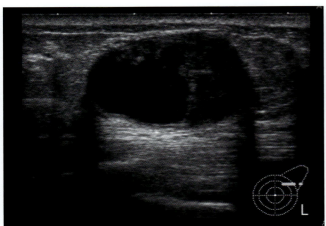
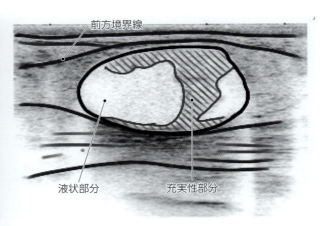

前方境界線
液状部分
充実性部分

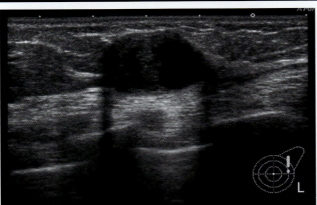
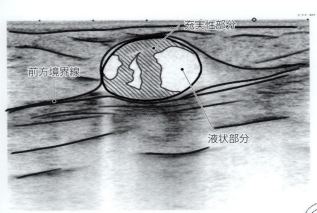

充実性部分
前方境界線
液状部分

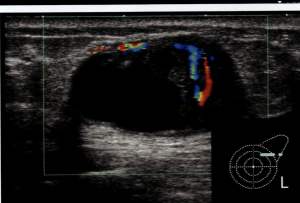

【発見契機】左乳房腫瘤自覚
【超音波所見】左乳房2：00 Pに最大径22 mmの嚢胞内腫瘤を認める．充実性部分の立ち上がりはなだらかであり広基性と考えられる．
カラードプラ：嚢胞壁外から充実性部分に流入する血流を認める．
【鑑別診断】充実性部分は広基性であるのでDCISが考えられる．高齢であるため悪性の可能性が高い．
【病理】被包型乳頭癌（DCIS, papillary type），ER（＋），PgR（＋），HER2（－），Ki67：不明
【病理組織像】ルーペ像では病変が嚢胞壁から広基性に立ち上がっていることがわかる．

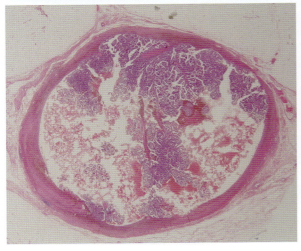
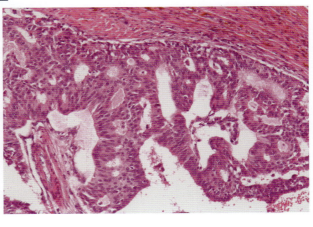

嚢胞内腫瘤❷ 76歳，女性

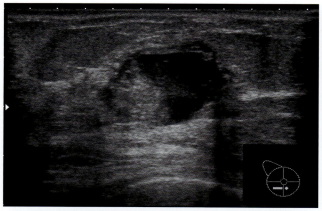
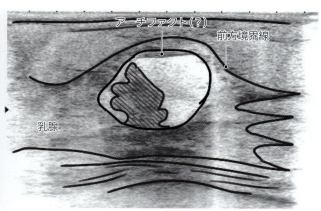
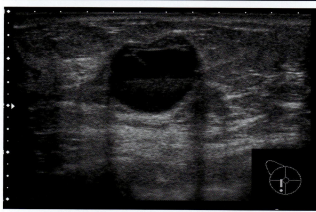
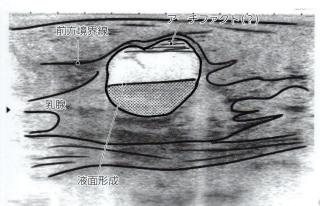
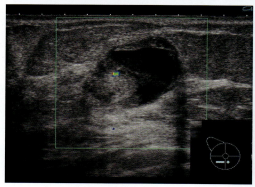
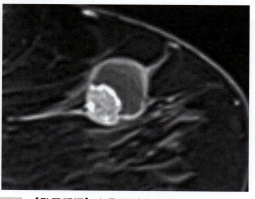
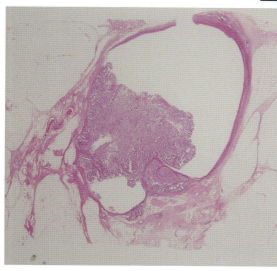

【発見契機】右乳房腫瘤自覚
【超音波所見】右乳房 7：00 M に 22 mm の嚢胞内腫瘤を認める．充実性部分の立ち上がりは急峻である．また，嚢胞内の出血による液面形成が認められる．
カラードプラ：充実性部分にわずかな血流シグナルを認める．
【鑑別診断】充実性部分の立ち上がりは急峻であり，嚢胞内乳頭腫が考えられる．しかし，年齢を考慮すると悪性（DCIS）の可能性も高いと思われる．
【MRI】嚢胞内に充実性の病変を認める．病変の立ち上がりは急峻である．
【病理】DCIS (papillary type)，ER (+)，PgR (+)，HER2 (−)，Ki67：不明
嚢胞壁外にも DCIS (cribriform, low papillary type) を認めた．
【病理組織像】ルーペ像では，病変は嚢胞壁の一部から有茎性に立ち上がっている．通常 DCIS は広基性であるので典型的ではないが，このような DCIS も存在する．

B. 嚢胞内腫瘤を呈する DCIS

嚢胞内腫瘤❸　51歳，女性

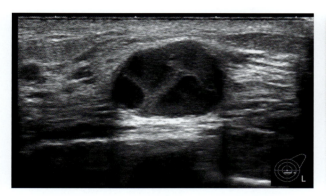
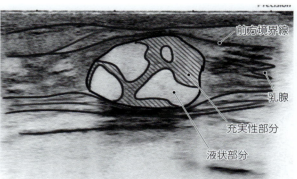
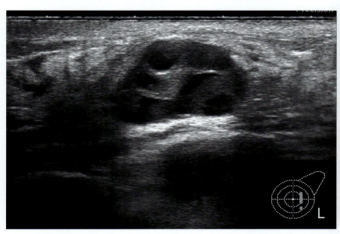
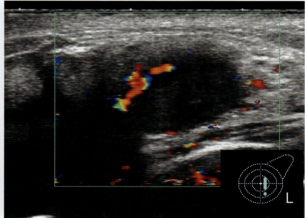
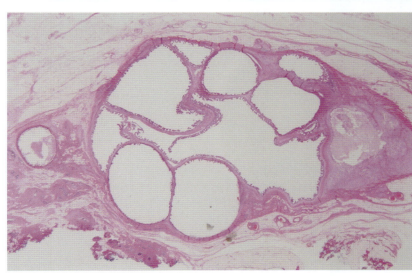
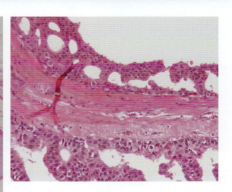

【発見契機】 左乳房腫瘤自覚
【超音波所見】 左乳房 4：00CM に 16×14 mm の楕円形の嚢胞内腫瘤を認める．嚢胞内には充実性部分と厚い隔壁様の構造を認める．縦，横どちらのスライスでも同様の所見を呈している．また，病変は嚢胞壁の広い範囲から立ち上がっている．
カラードプラ：辺縁部に沿って血流を認める．
【鑑別診断】 年齢や血流からは悪性の可能性が高いとはいえない．単純嚢胞でも隔壁構造を認める場合もあるが血流シグナルを認めることはないので，DCIS や嚢胞内乳頭腫が鑑別にあがる．
【病理】 DCIS（low papillary, clinging type），ER（−），PgR（−），HER2（3＋），Ki67：不明
【病理組織像】 ルーペ像では病変は嚢胞壁全周性に存在し隔壁構造も認める．

嚢胞内腫瘤❹ 48歳，女性

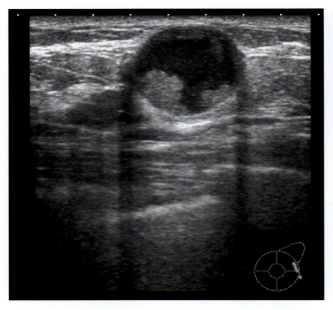
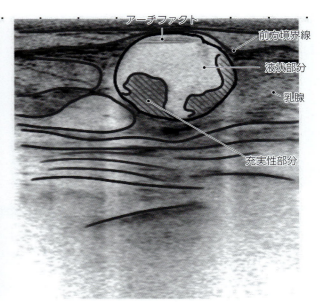
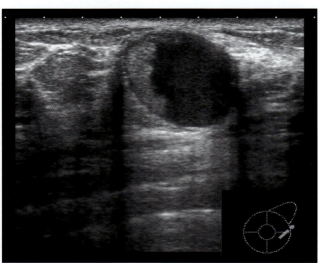
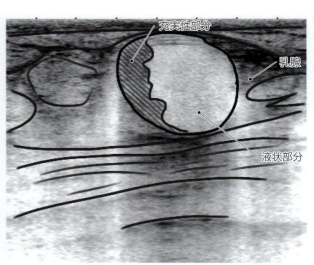
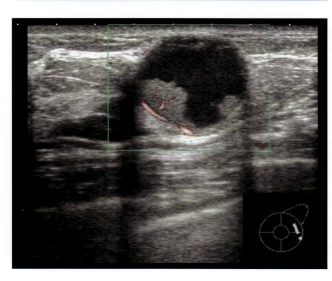

【発見契機】乳がん検診超音波検査
【超音波所見】左乳房3：00Pに15 mmの嚢胞内腫瘤を認める．嚢胞内の充実性部分の立ち上がりは比較的急峻であるが広基性で多発している．
カラードプラ：辺縁部に沿った血流，および充実性部分にも血流を認める．
【鑑別診断】第一に嚢胞内のDCISが考えられるが，嚢胞内乳頭腫も鑑別にあがる．
【病理】DCIS（non-comedo type），ER不明，PgR不明，HER2不明，Ki67：不明

嚢胞内腫瘤❺　70歳，女性

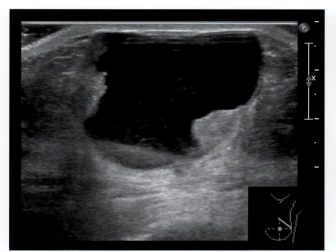
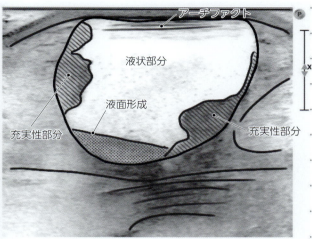
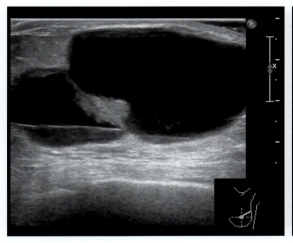
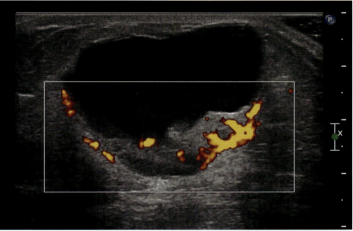

【発見契機】 左乳房腫瘤自覚
【超音波所見】 左乳房 1：30 M に嚢胞内腫瘤を認める．嚢胞内に 2 ヵ所の充実性部分を認める．また，嚢胞内には隔壁も認められ，そこにも充実性部分を認める．病変の立ち上がりは比較的なだらかである．嚢胞内の出血による液面形成も認められる．
パワードプラ：病変の血流シグナルは比較的豊富である．
【鑑別診断】 充実性部分が広基性で多発性であり，さらに高齢でもあるので DCIS がまず考えられる．
【病理】 DCIS（non-comedo type），ER 不明，PgR 不明，HER2 不明，Ki67：不明

嚢胞内腫瘤❻　78歳，女性

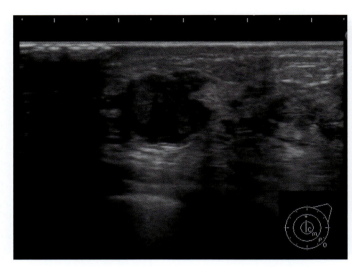
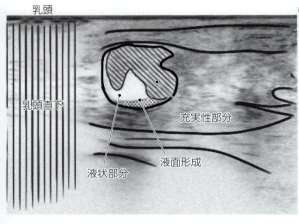
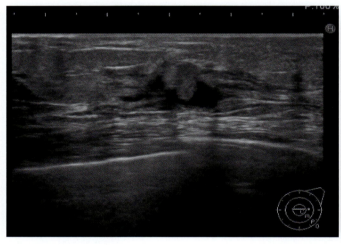
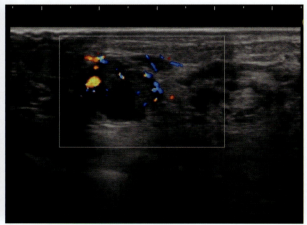

【発見契機】左血性乳頭分泌
【超音波所見】左乳房 12：00C に 15 mm の嚢胞内腫瘤を認める．画像からは充実性部分の立ち上がりが広基性なのか有茎性なのか判定が難しい．乳管内乳頭腫も考えられる病変である．
カラードプラ：血流は比較的豊富である．
【鑑別診断】高齢であり DCIS の可能性が高いが，立ち上がりが急峻なので乳管内乳頭腫の可能性も否定できない．
【病理】DCIS (non-comedo type), ER (＋), PgR (＋), HER2 (－), Ki67：10％未満

囊胞内腫瘤❼　42歳，女性

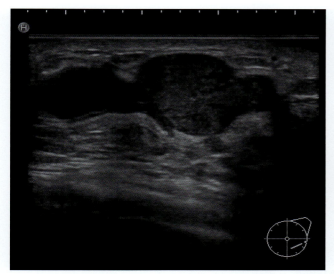
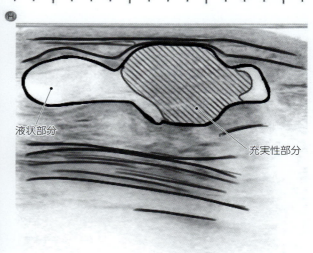

液状部分　　充実性部分

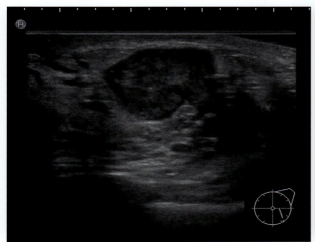
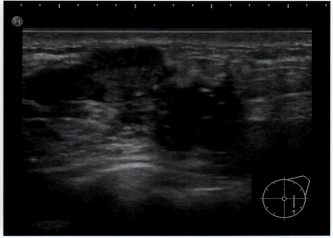

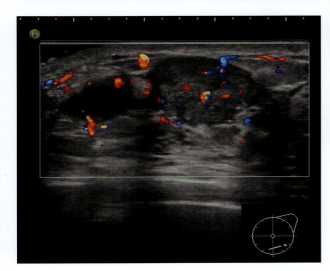

【発見契機】乳がん検診マンモグラフィおよび超音波検査
【超音波所見】左乳房4：30 Mに30 mmの囊胞内腫瘤を認める．充実性部分の立ち上がりに関しては急峻なのかなだらかなのかはっきりしない．
カラードプラ：病変内に血流シグナルを多数認め，血流が豊富であることがわかる．
【鑑別診断】囊胞内乳頭腫，DCIS
【病理】DCIS（non-comedo type），ER 不明，PgR 不明，HER2 不明，Ki67：不明

囊胞内腫瘤❽　58歳，女性

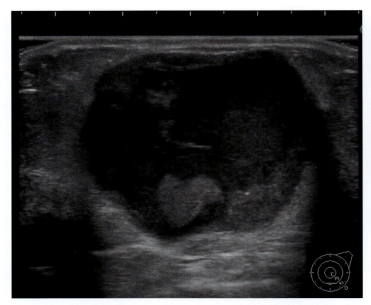
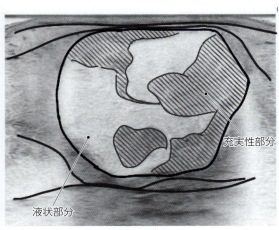

充実性部分
液状部分

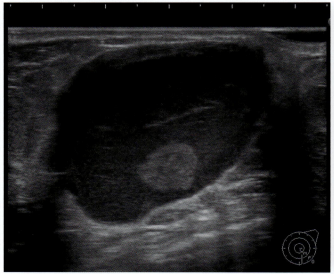
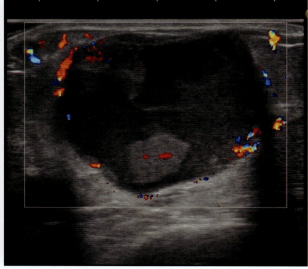

【発見契機】 他疾患による PET 検査での左乳房内異常集積
【超音波所見】 左乳房 6：00 M に 35 mm の囊胞内腫瘤を認める．囊胞壁に沿って広基性に充実性部分が広がっている．
カラードプラ：囊胞壁に沿って血流を認める．充実性病変内の血流シグナルは乏しい．
【鑑別診断】 充実性部分が広基性であり DCIS が考えられる．囊胞内乳頭腫の可能性もある．
【病理】 DCIS（non-comedo type），ER（+），PgR（+），HER2（1+），Ki67：20%

嚢胞内腫瘤❾ 66歳，女性

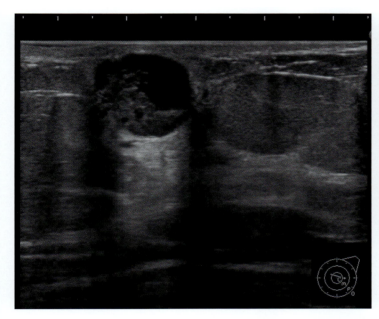
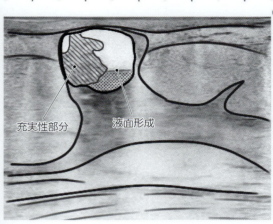

充実性部分　液面形成

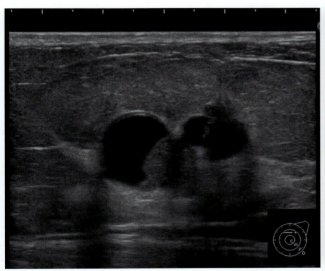
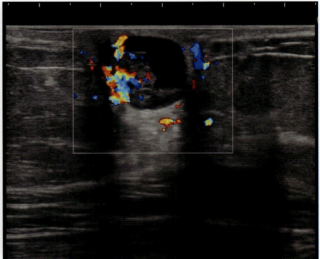

【発見契機】 左血性乳頭分泌
【超音波所見】 左乳房 12：00 M に嚢胞内腫瘤を認める．分葉形の嚢胞内に充実性部分が存在している．病変の立ち上がりは比較的急峻である．嚢胞内部の出血による液面形成が認められる．
カラードプラ：豊富な血流シグナルを認める．
【鑑別診断】 嚢胞内乳頭腫や DCIS が鑑別にあがる．
【病理】 DCIS（non-comedo type），ER（＋），PgR（＋），HER2（－），Ki67：3％

嚢胞内腫瘤⑩ 71歳，女性

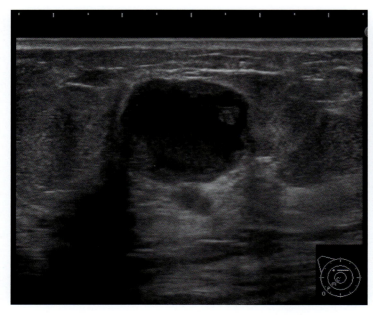
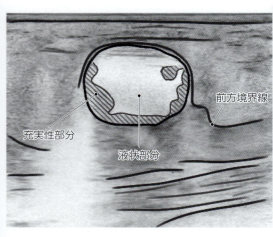
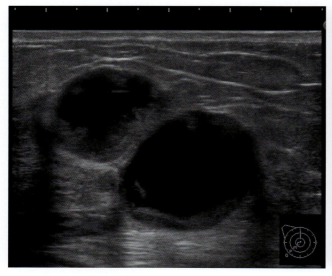
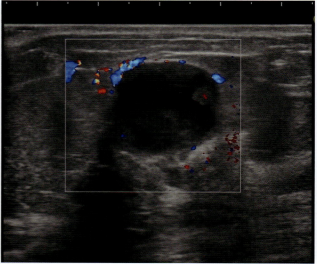

【発見契機】左乳房腫瘤自覚
【超音波所見】右乳房12：30 Mに嚢胞内腫瘤を認める．2つの嚢胞が接しているようにみえる．両方ともに嚢胞壁に多発性に充実性部分が存在している．病変の立ち上がりはなだらかで嚢胞壁を這うように広がっている．
カラードプラ：充実性病変内部の血流シグナルは乏しい．
【鑑別診断】高齢で嚢胞壁に多発性，広基性の充実部分を認めるので典型的なDCISである．
【病理】被包型乳頭癌（DCIS），ER（＋），PgR（＋），HER2（0），Ki67：5％

嚢胞内腫瘤⓫　80歳，女性

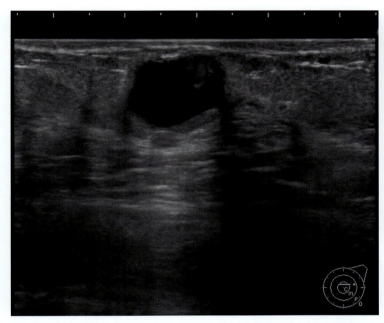
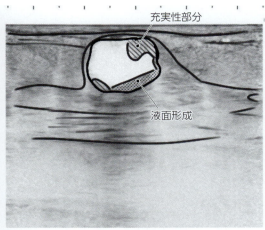

充実性部分
液面形成

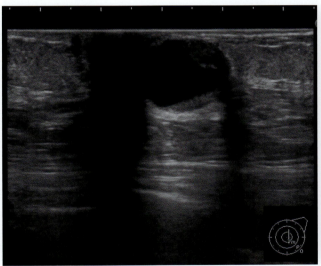
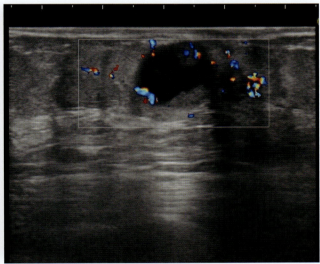

【発見契機】左乳房腫瘤自覚
【超音波所見】左乳房 12：30C に嚢胞内腫瘤を認める．嚢胞の皮膚側に充実性の病変が存在している．病変の立ち上がりは急峻で，乳管内乳頭腫を示唆する所見である．嚢胞内の大胸筋側には出血による液面形成を認める．画像的には乳管内乳頭腫の可能性が高いが，年齢を考慮すると DCIS の可能性が高くなる．
カラードプラ：充実性部分の血流シグナルは乏しい．
【鑑別診断】嚢胞内乳頭腫
【病理】DCIS（non-comedo type），ER（+），PgR（+），HER2（2+），FISH 不明，Ki67：7％

囊胞内腫瘤⑫　80歳，女性

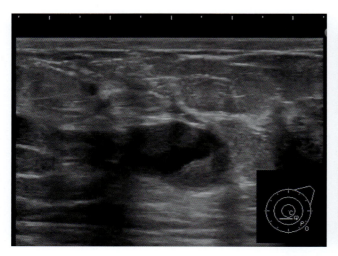
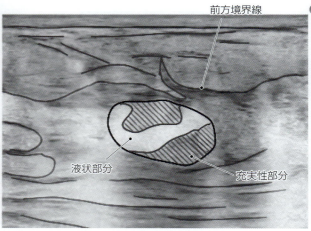
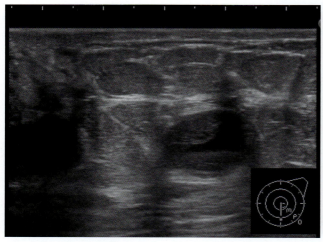
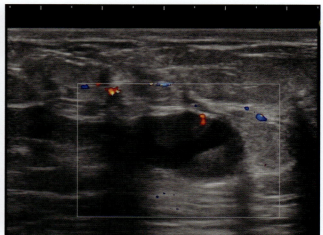

【発見契機】乳がん検診マンモグラフィ（左乳房腫瘤）
【超音波所見】左乳房6:00Cに18mm大の囊胞内腫瘤を認める．囊胞内に多発性の充実性病変を認める．病変の立ち上がりは比較的急峻なようにもみえるが，多発性で広基性である．
カラードプラ：病変内に血流シグナルをわずかに認めるのみ．
【鑑別診断】広基性であり，高齢からもDCISが考えられる．
【病理】DCIS（non-comedo type），ER（+），PgR（+），HER2（2+），FISH不明，Ki67：12%

囊胞内腫瘤⓭ 87歳，女性

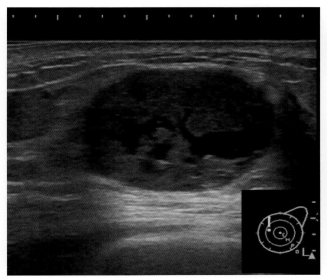
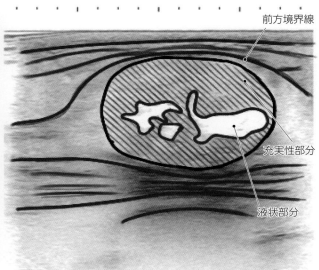

前方境界線
充実性部分
液状部分

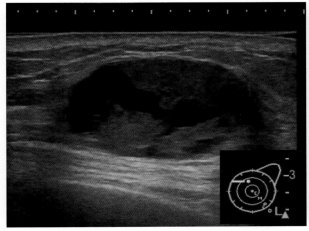
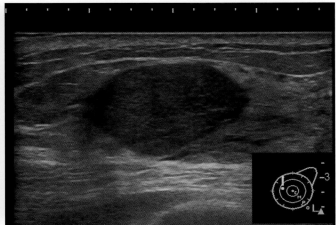
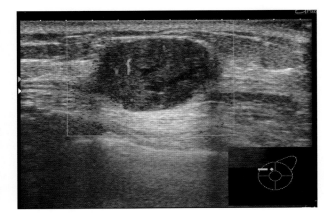

【発見契機】左乳房腫瘤自覚
【超音波所見】左乳房 10：00 M に 25 mm の混合性腫瘤を認める．嚢胞内部に充実性部分が存在する嚢胞内腫瘤なのか，液状部分を有する充実性腫瘤なのかの判断は難しいが，液状成分が多いので嚢胞内腫瘤とした．なお，断面によっては充実性腫瘤にもみえる．
カラードプラ：充実性部分にわずかに血流シグナルを認める．
【鑑別診断】80 歳代後半という年齢からは悪性が強く示唆されるので DCIS が最も考えられるが，嚢胞内乳頭腫も鑑別にあがる．扁平上皮癌も一部が液状化して混合性腫瘤として認識される場合があり鑑別にあがると思われる．
【病理】被包型乳頭癌（DCIS, papillary type），ER（＋），PgR（＋），HER2（－），Ki67：不明
【病理組織像】ルーペ像では病変は広基性（ほぼ全周性）に嚢胞壁から立ち上がっているのがわかる．このルーペ像からは，本来は充実性腫瘤であった可能性も考えられる．

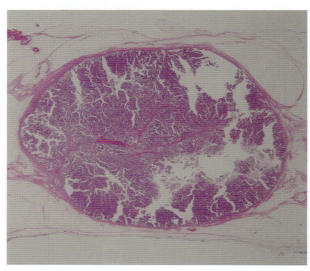
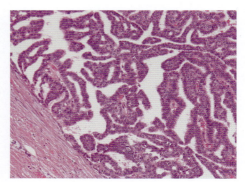

II

各論
② 非腫瘍性病変

Ⅱ. 各論　2 非腫瘍性病変

A　乳管の異常を呈するDCIS

　乳管の異常で発見される病変を見つけるためには，まず乳管の拡張を確認する．乳管拡張で有意とするのは乳輪の範囲を越えた乳管拡張である．

　乳管の異常の良悪性診断には，拡張した乳管が複数の区域に認められるのか（両側性，多発性），1つの区域内の変化なのか（局所性，区域性）が重要であり，局所性や区域性であったときにはさらに乳管内に充実性エコーがないかを確認する．充実性エコーが認められた場合には，単発性なのか，多発性や連続性なのか，急峻な立ち上がりなのか，なだらかに立ち上がるのかを判断することが良悪性のポイントである（p5「Ⅰ-A．DCISの病態と超音波画像」**図2**参照）．

　乳管拡張の分布が局所性もしくは区域性，充実性エコーの分布が多発性や連続性で立ち上がりがなだらかな場合には悪性，つまり非浸潤性乳管癌（ductal carcinoma *in situ*：DCIS）を第一に考える．また乳管内に石灰化を示唆する点状高エコーが複数みられる場合には，悪性の可能性がより高くなると考えられる．

　鑑別すべき疾患は良性の乳管内乳頭腫であるが，乳管内乳頭腫の場合には充実性部分が単発性，急峻な立ち上がりなどの所見がポイントである．

　日本乳腺甲状腺超音波医学会（JABTS）BC-02研究では収集されたDCISの705病変中，乳管の異常で発見されたDCISは78例*であり，全DCIS 705症例中の11％であった．全症例において局所性，区域性の乳管拡張を認め，全症例で拡張乳管内に充実性エコーを認めた．そのうち40例（51.3％）で点状高エコーが合併していた．充実性エコーを認めた78例中，単発性のものが3例，多発性，連続性が72例（92.4％）であり，3例については病変が微細で評価困難であった．充実性部分の立ち上がりはなだらかなものが62例（79.5％）であったが，残りの16例については評価困難とされた．BC-02研究の結果からは，乳房超音波診断ガイドラインに示された「局所性・区域性の乳管拡張」，「拡張乳管内の充実性エコー」，「なだらかな立ち上がり」，「微細石灰化を示唆する複数の点状高エコーの存在」がDCISの診断につながることを検証できたと考えられる．

*p7「Ⅰ-A．DCISの病態と超音波画像」の**表3**において乳管の異常は57例となっているが，これは"複数の所見を呈する病変では主体となる所見を1つ選んでカウントした値"であるので注意いただきたい．

1. 区域性で連続性の充実性エコー
乳管の異常❶　42歳，女性

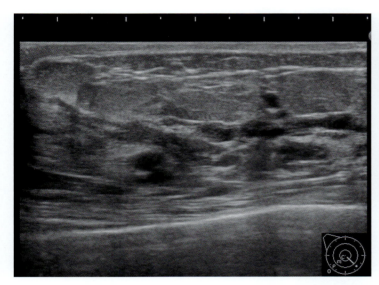
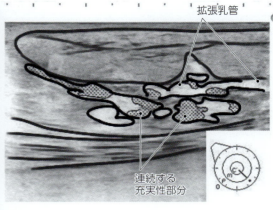
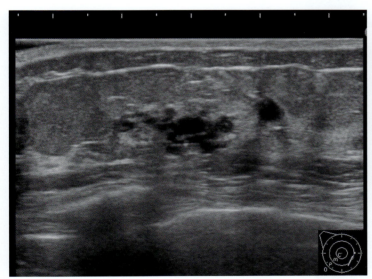
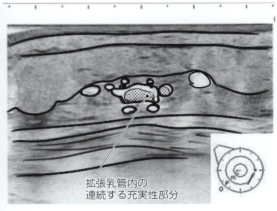
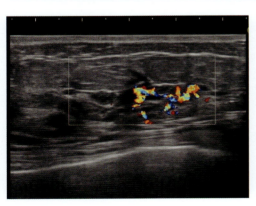
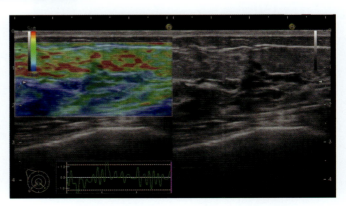

【発見契機】右血性乳頭分泌
【超音波所見】右乳房 4：30 に区域性の乳管拡張を認める．内部に連続する充実性エコーを認める．直交する断面では複数の乳管断面が斑状低エコー域として認められる．
カラードプラ：血流シグナルは豊富である．
エラストグラフィ：ひずみの低下は認められない．
【鑑別診断】区域性の乳管拡張があり，多発性の乳管内充実性エコーが認められるので DCIS と考えられる．
【病理】DCIS

乳管の異常❷ 62歳，女性

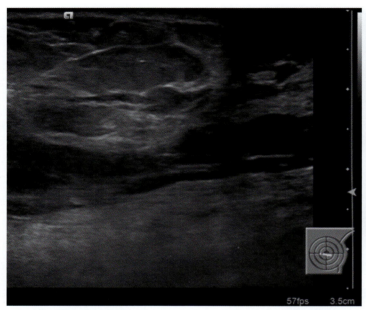
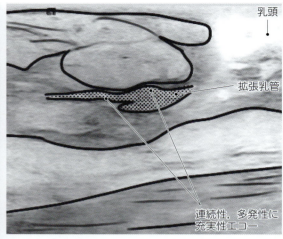
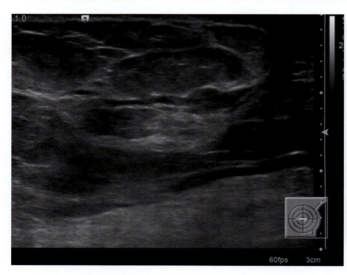
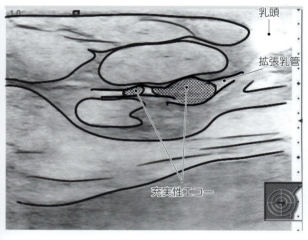
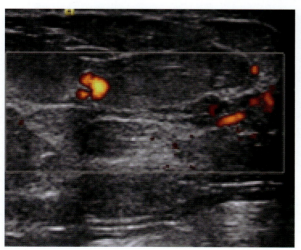

【発見契機】左血性乳頭分泌
【超音波所見】左乳房乳頭直下から末梢に延びる区域性の拡張乳管を認める．内部には連続性，多発性に充実性エコーが確認できる．カラードプラ：乳管内部の充実性部分に血流シグナルを認める．
【鑑別診断】拡張乳管内部に連続性，多発性に充実性エコーが認められ DCIS と考えられる．
【病理】DCIS（non-comedo type）

乳管の異常❸ 82歳，女性

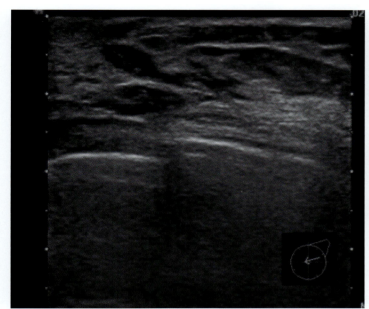

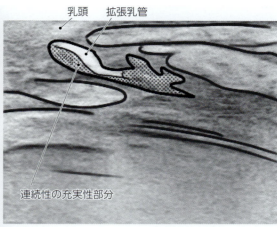

乳頭　拡張乳管

連続性の充実性部分

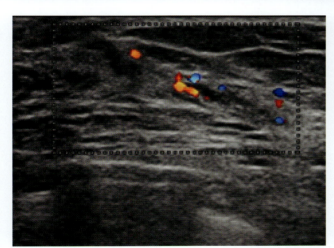

【発見契機】乳がん検診超音波検査
【超音波所見】左乳房 2：00 に区域性の拡張乳管を認め，内部には連続性の充実性エコーを認める．
カラードプラ：乳管内の充実性部分に血流シグナルの増加を認める．
【鑑別診断】連続性の充実性エコーや高齢であることより DCIS が考えられる．
【病理】DCIS（non-comedo type）

2. 区域性で連続性の充実性エコー：点状高エコーを伴うもの
乳管の異常❹　62歳，女性

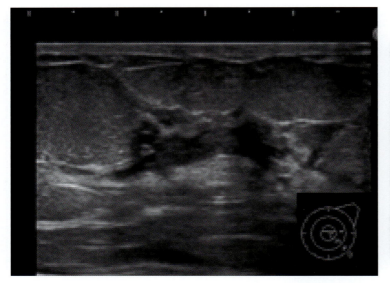
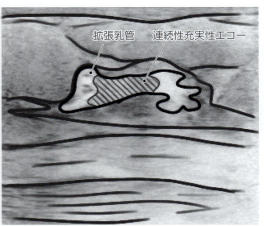
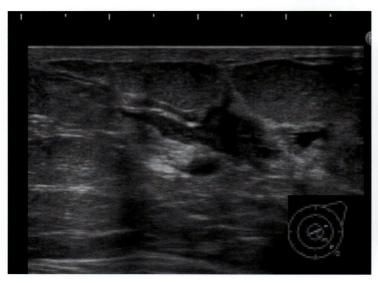
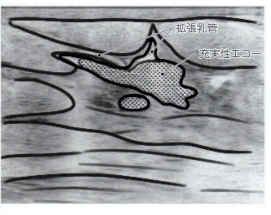
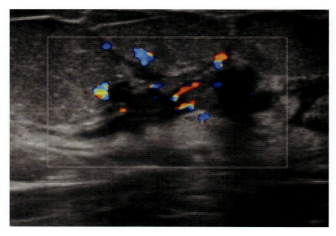

【発見契機】左血性乳頭分泌
【超音波所見】左乳房2：00に拡張乳管を認め，乳管内部には連続性の充実性エコーを認める．石灰化と思われる点状高エコーは認めない．
カラードプラ：拡張乳管の周辺および内部の充実性部分に血流シグナルの増加を認める．
【鑑別診断】乳管内の充実性エコーは連続性に分布し乳管内の大部分を占めており，また豊富な血流シグナルも認めるのでDCISと考えられる．
【病理】DCIS（non-comedo type）

乳管の異常❺　41歳，女性

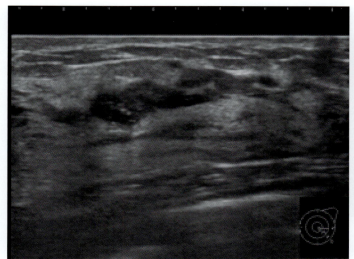
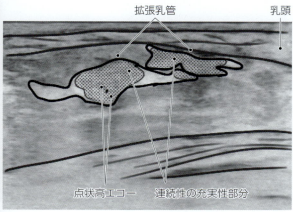
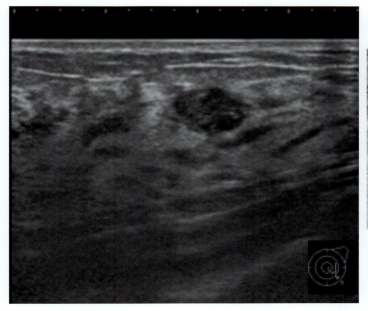
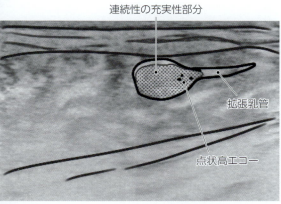
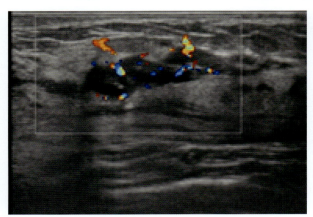

【発見契機】左血性乳頭分泌
【超音波所見】左乳房3：00に区域性の拡張乳管を認め，内部には連続性の充実性エコーを認める．また，石灰化と思われる点状高エコーが認められる．
カラードプラ：拡張乳管の周辺および内部の充実性部分に比較的豊富な血流シグナルを認める．
【鑑別診断】乳頭から離れた比較的末梢まで連続する充実性エコーと点状高エコーを複数有することより強くDCISを疑う．
【病理】DCIS（non-comedo type）

乳管の異常❻ 61歳，女性

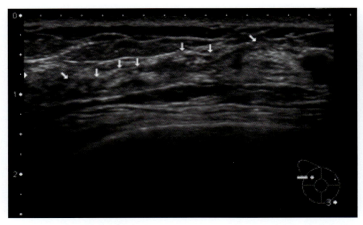
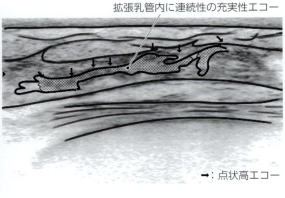

→：拡張乳管内に連続性の充実性エコー
➡：点状高エコー

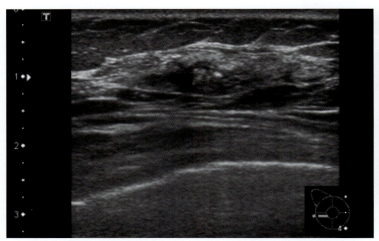
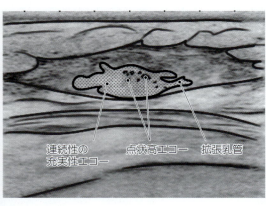

連続性の充実性エコー　点状高エコー　拡張乳管

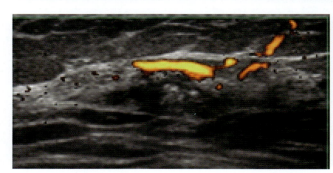

【発見契機】乳がん検診マンモグラフィ（詳細不明）
【超音波所見】右乳房10：00に区域性の拡張乳管を認める．内部には連続性に充実性エコーを認める．さらに石灰化が示唆される点状高エコーが複数認められる．
パワードプラ：拡張乳管の周辺に血流シグナルの増加をわずかに認めるが，悪性の確信度を上げるほどではない．なお，直線状の強い血流シグナルは既存の血管と思われる．
【鑑別診断】拡張乳管内の充実性エコーが連続性で，複数の点状高エコーを認めることより強くDCISを考える．
【病理】DCIS

3. 区域性で連続性の充実性エコー：斑状低エコー域を伴うもの
乳管の異常❼　54歳，女性

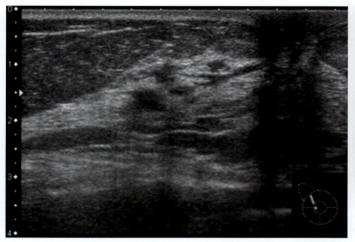
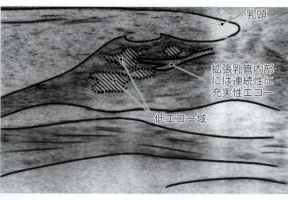
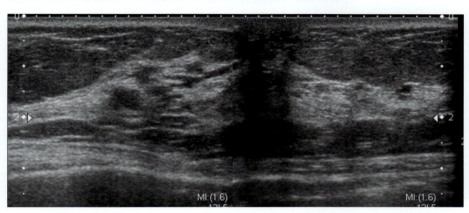
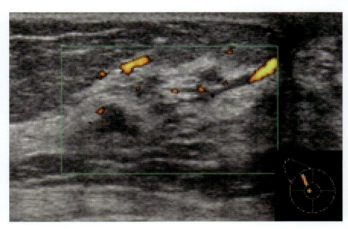

【発見契機】乳がん検診超音波検査
【超音波所見】右乳房11：00に区域性の拡張乳管と斑状低エコー域を認める．拡張乳管内部には連続性に充実性エコーを認める．
パワードプラ：拡張乳管内部の充実性部分に血流シグナルを認める．
【鑑別診断】乳管内の充実性エコーは連続性であり，点状高エコーも伴うのでDCISの可能性が極めて高い．
【病理】DCIS（non-comedo type）

4. 区域性で連続性の充実性エコー：点状高エコーおよび低エコー域を伴うもの
乳管の異常❽　46歳，女性

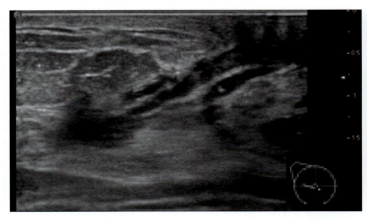
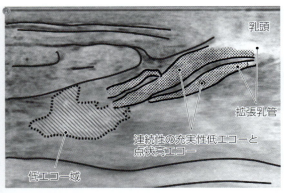
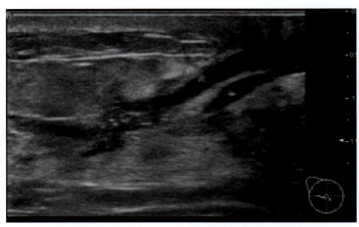
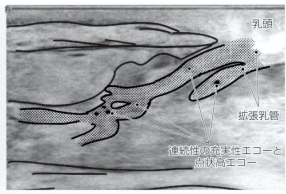
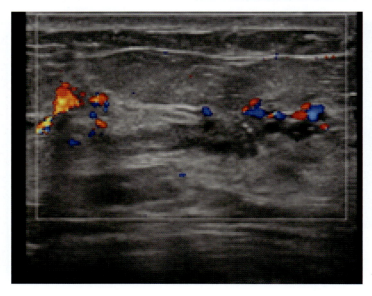

【発見契機】右血性乳頭分泌
【超音波所見】右乳房 10：00 に区域性の拡張乳管を認める．拡張乳管の内部には連続性の充実性エコーを認め，石灰化と考えられる点状高エコーも認められる．拡張乳管の末梢側に境界不明瞭な低エコー域が認められる．
カラードプラ：拡張乳管の周囲および充実性部分に血流の増加を認める．
【鑑別診断】単一の乳管腺葉区域に限局した病変であり，点状高エコーを伴うことから DCIS が第一に考えられる．

A. 乳管の異常を呈するDCIS—4. 区域性で連続性の充実性エコー：点状高エコーおよび低エコー域を伴うもの　61

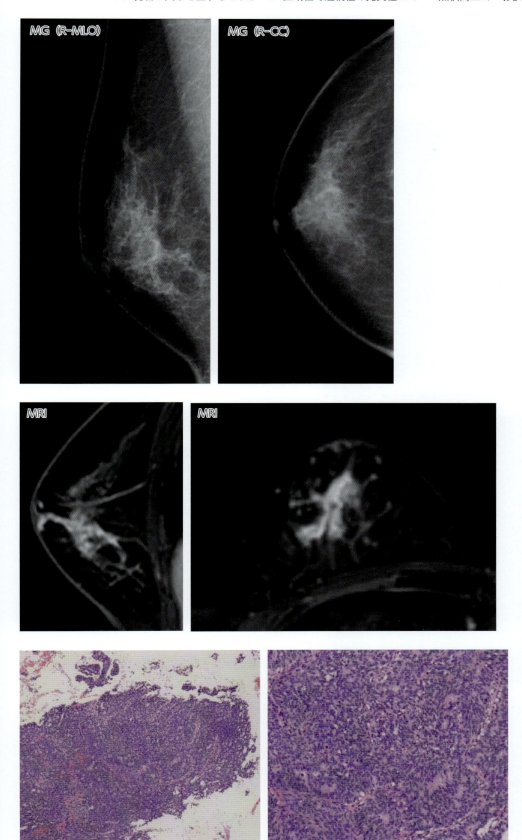

【マンモグラフィ】画像上わかりにくいが，右MLO-Mと右CC-Oの構築の乱れを認める．乳頭から約1 cmのところまで微細線状分枝状石灰化がみられる．石灰化の広がりは最大5.7 cmに及ぶ．DCISを考える所見である．
【MRI】右乳房CDE領域にかけて広範に蜂巣状の濃染が広がっている．造影前よりE領域に高信号の拡張乳管を右乳房CDE領域にかけて区域性のnon-mass enhancementが認められる．造影前T1WIでE領域に高信号の拡張乳管を認めるものの，サブトラクションにてそれよりも広範な病変の広がりを認識できる．Enhancementは乳頭内の乳管まで進展しており，その広がりは少なくとも約3.3×5.9×5.8 cmである．
【病理】DCIS（comedo＋non-comedo type），NG（1），ER（＋），PgR（＋），HER2（3＋）

5. 区域性で多発性の充実性エコー：点状高エコーを伴うもの
乳管の異常❾　47歳，女性

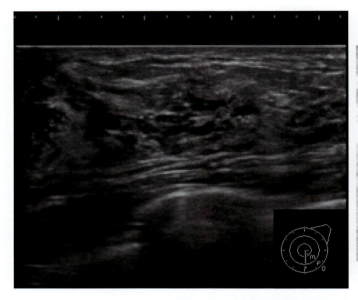

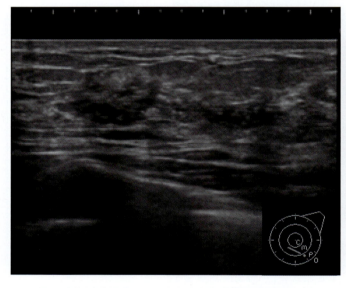

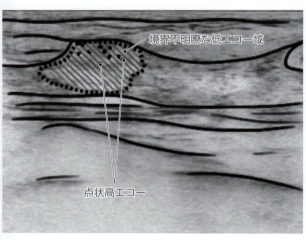

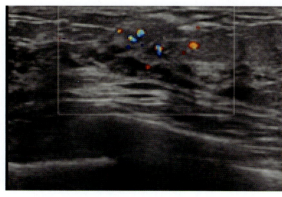

【発見契機】乳がん検診マンモグラフィ（石灰化）
【超音波所見】左乳房6：00に区域性の拡張乳管を認め，乳管内部には多発性の充実性エコーと点状高エコーを認める．若干断面を変えると，点状高エコーを多数伴う境界不明瞭な低エコー域とも表現できるような病変がみられる．
カラードプラ：拡張乳管の周囲内部の充実性部分に血流シグナルの増加を認める．
【鑑別診断】連続性の充実性エコーと点状高エコーを認めるのでDCISの可能性が極めて高い．
【病理】DCIS（comedo type）

A. 乳管の異常を呈する DCIS—5. 区域性で多発性の充実性エコー：点状高エコーを伴うもの　63

乳管の異常❿　53歳，女性

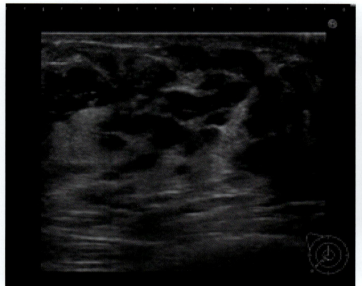

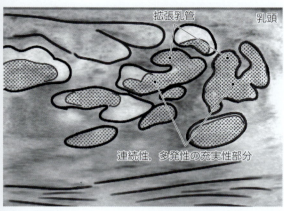

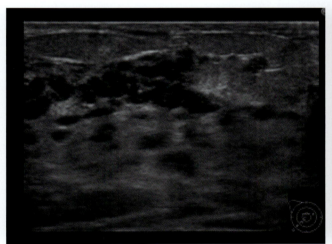

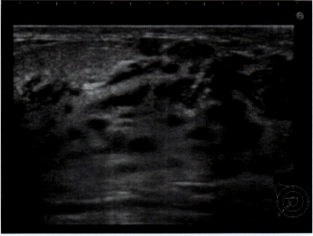

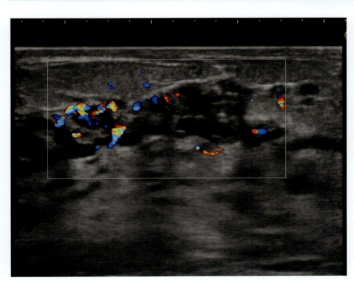

【発見契機】右血性乳頭分泌
【超音波所見】右乳房 12：00 に区域性に分布する複数の拡張乳管を認める．乳管内部には多発性に充実性エコーを認め，石灰化と思われる点状高エコーも認められる．
カラードプラ：拡張乳管の周辺および内部の充実性部分にやや豊富な血流シグナルを認める．
【鑑別診断】連続性，多発性に乳管内充実性エコーを認め，強く DCIS を考える．
【病理】DCIS（comedo type）

6. 区域性で多発性の充実性エコー：断面により斑状にみえるもの
乳管の異常⓫　54歳，女性

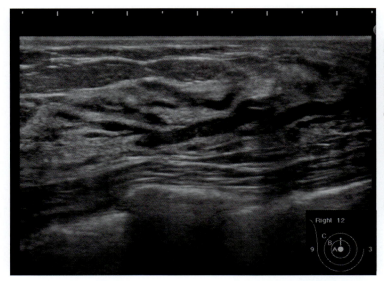
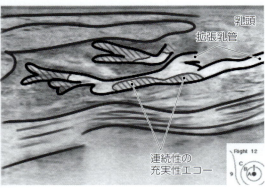
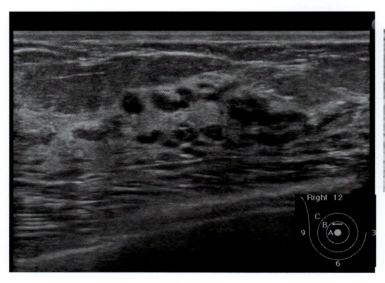
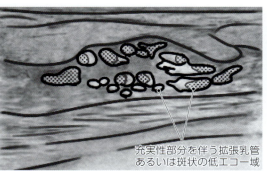

プローブの方向を90度回転

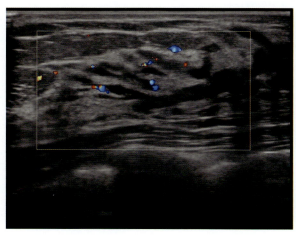

【発見契機】右血性乳頭分泌
【超音波所見】右乳房12：00に区域性の拡張乳管を認める．内部には多発性に充実性エコーを認める．内部に点状高エコーは認めない．乳管の走行と垂直方向の断面では，多数の拡張乳管が斑状低エコー域様に認められる．
カラードプラ：比較的末梢の拡張乳管部にはやや豊富な血流シグナルを認める．
【鑑別診断】多発性の充実性エコーが存在し，強くDCISを疑う．
【病理】DCIS（non-comedo type）

7. 区域性で多発性の充実性エコー
乳管の異常⓬ 61歳, 女性

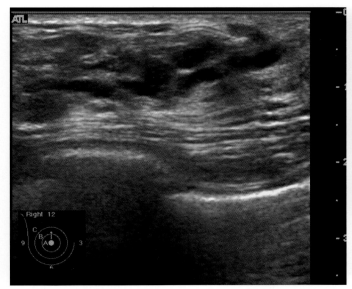
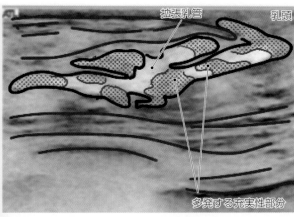
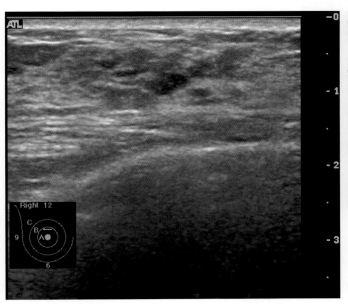
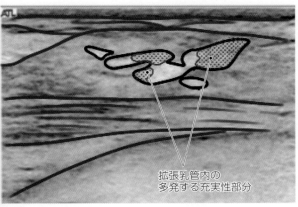

【発見契機】右血性乳頭分泌
【超音波所見】右乳房12：00に区域性の乳管拡張を認める．内部には多発性の充実性エコーが存在する．石灰化を示唆する点状高エコーは認めない．乳管の走行と垂直方向の断面では斑状低エコー域として認識される．
【鑑別診断】多発性の充実性エコーを認め，強くDCISを疑う．
【病理】DCIS（non-comedo type）

8. 区域性で単発性の充実性エコー
乳管の異常⓭ 66歳，女性

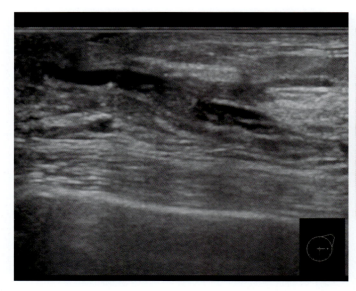
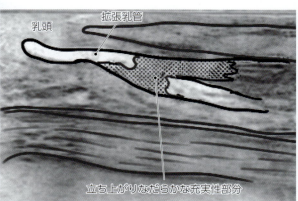
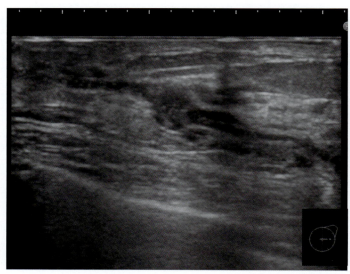
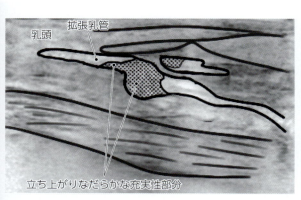
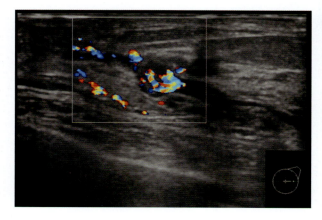

【発見契機】左血性乳頭分泌
【超音波所見】左乳房3：00に拡張乳管を区域性に認める．内部には単発性ではあるが立ち上がりが比較的なだらかな充実性部分を認める．明らかな石灰化を思わせる点状高エコーは認めない．
カラードプラ：拡張乳管の周辺および内部の充実性部分に明らかな血流シグナルの増加を認める．
【鑑別診断】乳管内乳頭腫も考えられるが，60歳代後半でありDCISも十分考えられる．

A. 乳管の異常を呈するDCIS—8. 区域性で単発性の充実性エコー　67

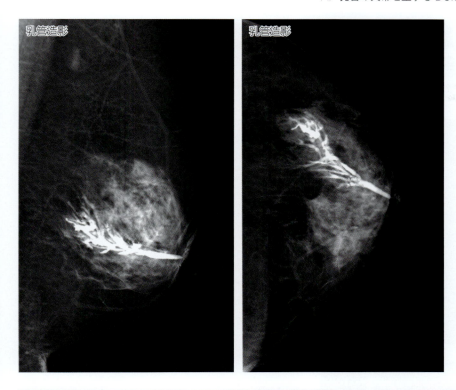

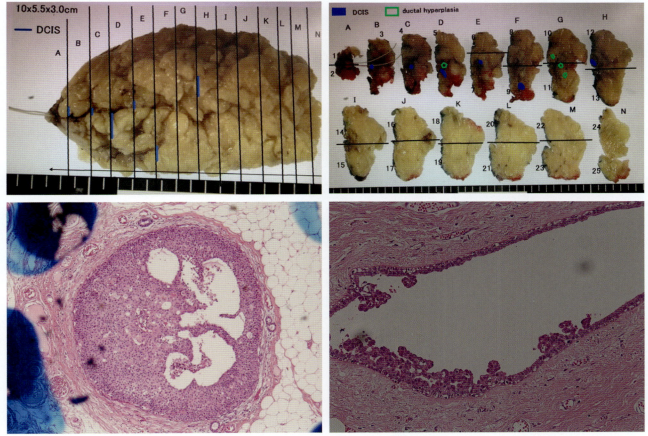

【乳管造影】左乳房3：00方向に単区域性の乳管拡張および乳管の壁不整や狭窄などを認める.
【病理】DCIS（non-comedo type）
標本写真につけられた印からは，DCISは区域性に分布しているが病変の全てがDCISではなく，乳管過形成（ductal hyperplasia）も混在しているのがわかる.

9. 局所性で境界不明瞭な低エコー域を伴うもの
乳管の異常⑭　76歳，女性

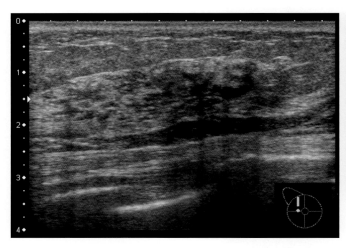
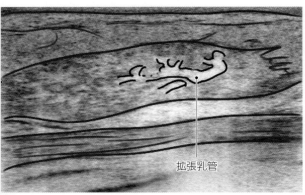

拡張乳管

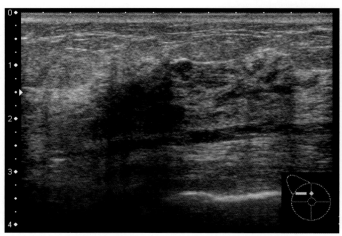
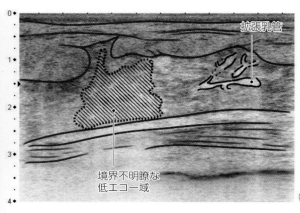

拡張乳管
境界不明瞭な低エコー域

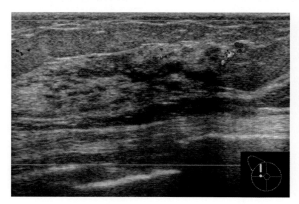

【発見契機】乳がん検診マンモグラフィおよび超音波検査（詳細不明）
【超音波所見】右乳房10：00に局所性の拡張乳管を認める．その末梢側には境界不明瞭な低エコー域が認められる．
カラードプラ：拡張乳管の周囲に血流シグナルの増加がわずかに観察できる．
【鑑別診断】高齢であり，低エコー域も認められるのでDCISの可能性が高いと考えられる．
【病理】DCIS

Ⅱ. 各論　②非腫瘍性病変

B　乳腺内の低エコー域を呈するDCIS

　非浸潤性乳管癌（ductal carcinoma *in situ*：DCIS）は乳腺内の低エコー域として認められることが最も多い．DCISを検討した日本乳腺甲状腺超音波医学会（JABTS）BC-02の結果では，乳腺内の低エコー域はDCISの48.6％と約半分を占めた．
　乳腺内の低エコー域は，斑状低エコー域，地図状低エコー域，境界不明瞭な低エコー域の3つに亜分類される．ただし病変によっては亜分類が難しい場合もあり，その場合は無理に亜分類する必要はない．

　良悪性診断のポイントを以下に示す．

- 乳腺内の低エコー域の良悪性診断で最も重要なのは病変の分布であり，区域性では悪性の可能性が非常に高く，局所性では区域性ほどではないが悪性の可能性が高い．
- 乳腺内の低エコー域として認められる病変は，悪性ではDCISが多いが，乳腺症などでも低エコー域として描出される．
- 乳腺症は病変の分布が多発性や両側性のことが多く，基本的に乳管腺葉区域とは無関係の分布である．また，血流シグナルは認めないことが多い．
- 浸潤性小葉癌も乳腺内の低エコー域として認識されることがしばしばあるが，基本的に構築の乱れを伴い乳管腺葉区域とは関係なく進展し，後方エコーが減弱することが多い．
- 低エコー域内に石灰化を示唆する点状高エコーを多数認める場合は，より悪性の可能性が高くなる．
- 血流もある程度重要であり，特に閉経後で血流シグナルが豊富であれば悪性の可能性が高い．閉経前でも血流シグナルが豊富であれば悪性の可能性が高いが，良性であっても若年者では血流シグナルが豊富な場合がある．
- 年齢も重要な因子であり，高齢者ほど悪性の可能性が高くなる．

【点状高エコーとして認識される壊死型石灰化】
　DCISの超音波診断において非常に重要な壊死型石灰化の超音波像について解説する．下図は壊死型石灰化を伴うDCIS病変の超音波画像と病理組織像である．超音波画像では乳腺内の低エコー域の中に点状高エコーを多数認める．組織像では乳管内にcomedo壊死由来の小さな壊死型石灰化を認めるが，超音波は石灰化の前面で強く反射するため超音波画像上では高輝度の点状高エコーとして認められる．多数の石灰化が存在すると後方エコーが減弱することもある．この症例では病変の右側部分の後方エコーが減弱しており，病変の左側に比べて右側部分に多数の石灰化が存在していることが示唆される．

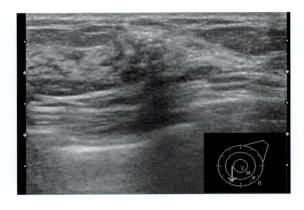
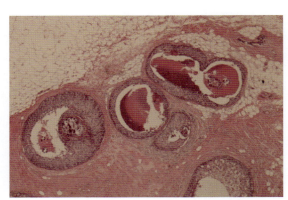

1. 局所性の斑状低エコー域
乳腺内の低エコー域❶　75歳，女性

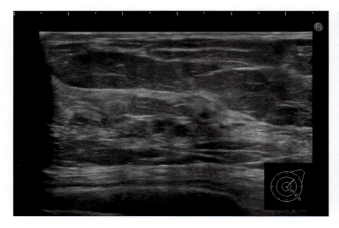
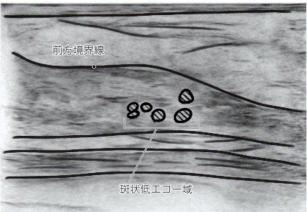
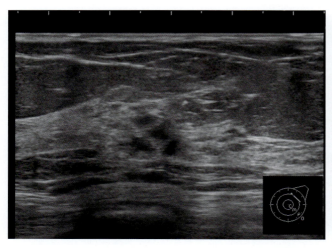
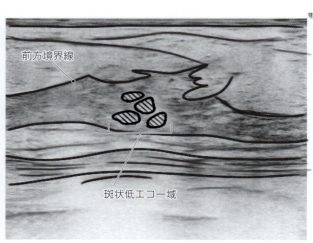
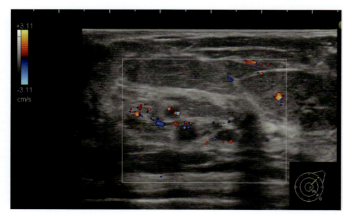
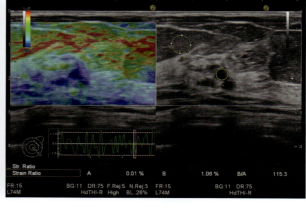

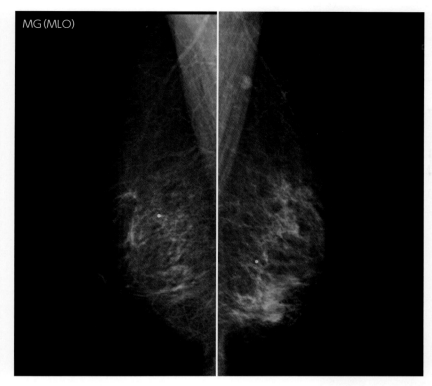

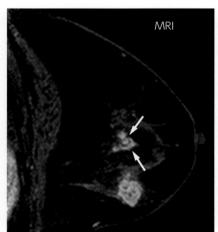
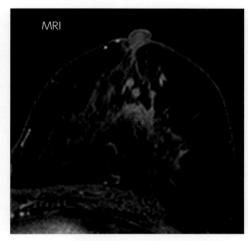

【発見契機】左乳房腫瘤（浸潤癌）を自覚，精査時の超音波検査で別病変（DCIS）を指摘．
本症例は左6：00に浸潤癌，DCIS は超音波検査で別部位に偶然発見された．DCIS 病変のみの超音波画像を掲載した．
【超音波所見】左乳房1：30 M に局所性の斑状低エコー域を認める．
カラードプラ：斑状低エコー域およびその周囲に血流シグナルが認められる．
エラストグラフィ：斑状低エコー域部分にひずみの低下を認める．
【鑑別診断】このような斑状低エコー域が他部位には認められず高齢であることを考慮すると，第一に悪性で DCIS が考えられる．増殖性変化が考えられる病変であり，良性であれば，乳管内乳頭腫や過形成性変化は鑑別にあがる．
【病理】DCIS（non-comedo type），ER（−），PgR（−），HER2（1＋），Ki67：不明
【マンモグラフィ】左 MLO の L の局所的非対称性陰影（FAD）は浸潤癌部分に相当する．DCIS 部分に一致する所見は認められなかった．
【MRI】矢状断像では2ヵ所に病変が認められ，下部の腫瘤は浸潤癌で，DCIS は乳頭の高さの病変である（矢印）．横断像は DCIS 部を示している．DCIS 部は局所性の non-mass enhancement（一部 clumped pattern）が認められる．

乳腺内の低エコー域❷ 38歳，女性

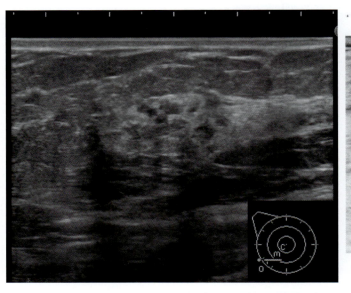
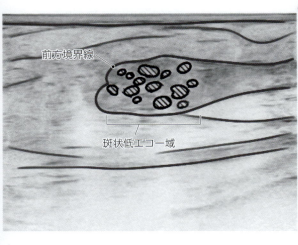
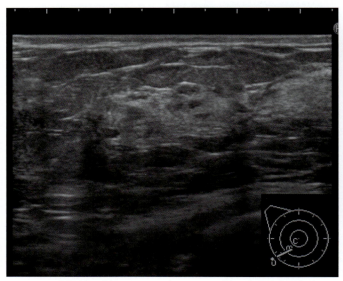
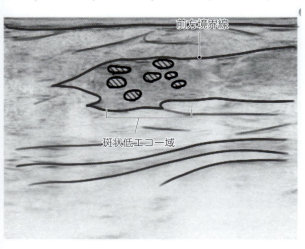
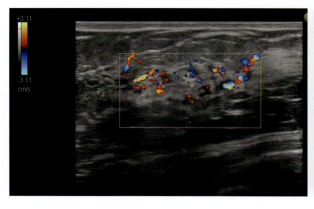
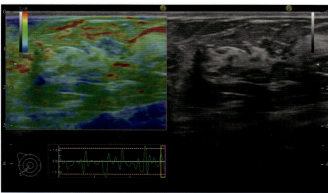

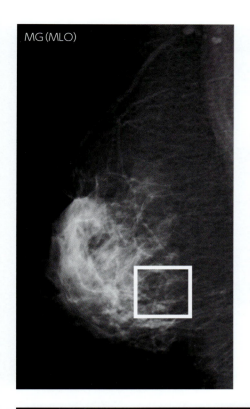
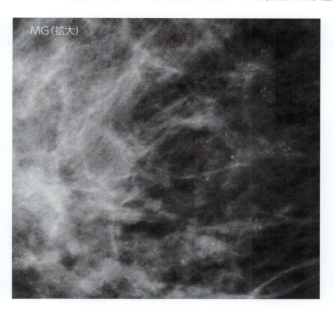
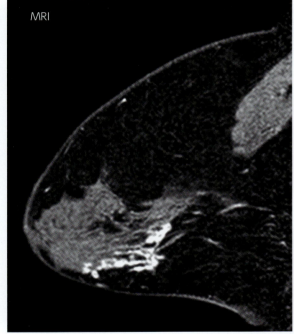
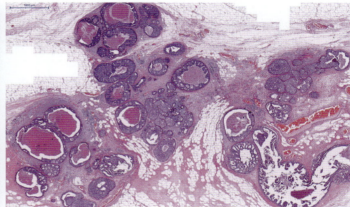
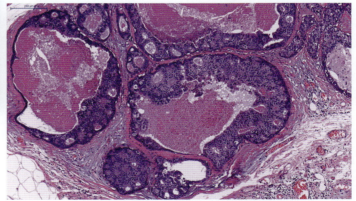

【発見契機】乳がん検診マンモグラフィでの石灰化
【超音波所見】右乳房8：00Pに斑状低エコー域を認める．超音波画像のみでは判定が難しいが，本症例は比較的限局した範囲の病変と考え局所性とした．明らかな点状高エコーは認めない．
カラードプラ：病変部に非常に豊富な血流シグナルを認める．
エラストグラフィ：正常と比べて若干のひずみの低下を認める．
【鑑別診断】局所性の斑状低エコー域で豊富な血流シグナルより，まずはDCISが考えられる．閉塞性腺症・過形成性変化のような乳腺症も鑑別にあがる．
【病理】DCIS（comedo type），ER（＋），PgR（＋），HER2（2＋：FISH未確認），Ki67：10％
【マンモグラフィ】右MLO-Lに微小円形石灰化が認められる．分布は区域内の比較的末梢部分に存在している．
【MRI】矢状断で下方に区域性のnon-mass enhancementを認める．
【病理組織像】Solid〜cribriform patternを示すDCISで，comedo壊死を伴っている．またごく一部にpapillary patternもみられ，多彩な像がみられる．

2. 局所性の斑状低エコー域：乳管の異常を伴うもの
乳腺内の低エコー域❸　59歳，女性

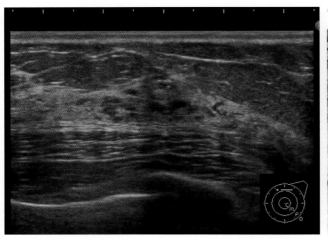
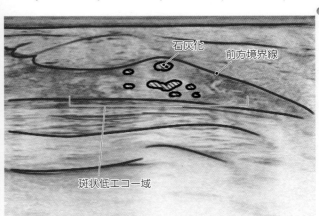
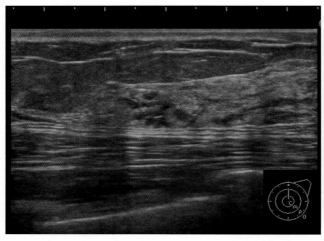
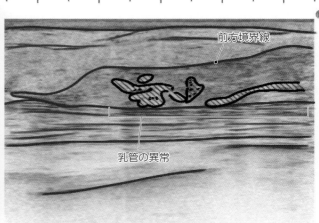
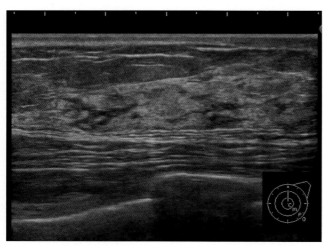
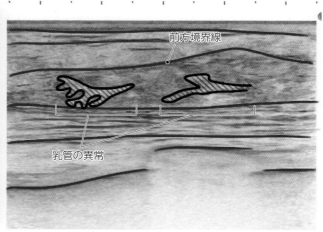

B. 乳腺内の低エコー域を呈する DCIS—2. 局所性の斑状低エコー域：乳管の異常を伴うもの　75

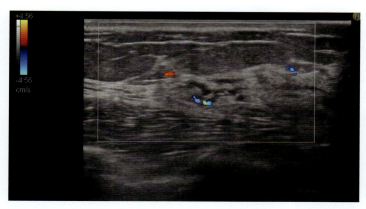

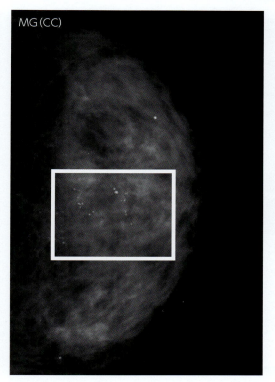

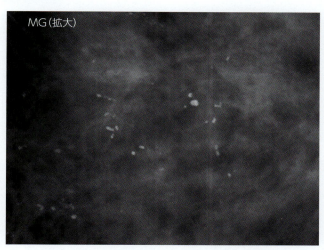

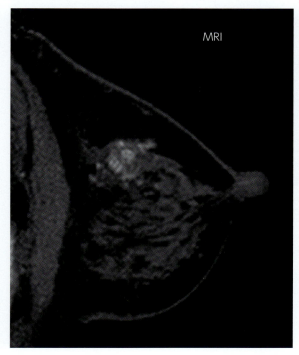

【発見契機】乳がん検診マンモグラフィでの石灰化
【超音波所見】1 枚目は 12：00 P の横断面像で，斑状低エコー域として認識されるが，2・3 枚目の画像は同部位付近の縦断面像で拡張乳管として認識される病変である．単一区域内でも比較的末梢の乳管が拡張している場合，乳管の走行に垂直な断面では多数の乳管断面が斑状の低エコー域として認識される．このような病変では断面によって乳管の異常と低エコー域のどちらにも認識される．病変の分布は区域内の比較的末梢部分に限局しており局所性とした．乳管内にはわずかに点状高エコーも認められる．
カラードプラ：血流シグナルが拡張乳管の部分にわずかに認められる．
【鑑別診断】末梢の乳管拡張とその内部の点状高エコーから，DCIS も考えられるが（異型）乳管過形成なども鑑別にあがる．
【病理】DCIS (comedo type), ER（−）, PgR（+）, HER2（3+）, Ki67：30%
【マンモグラフィ】左 CC 画像および石灰化部の拡大画像を示す．多形性〜微細線状石灰化が区域の比較的末梢部分に分布している．
【MRI】矢状断像で，上部に non-mass enhancement (clustered ring enhancement) を認める．造影域は比較的末梢に限局しており，局所性の分布である．

乳腺内の低エコー域❹　36歳，女性

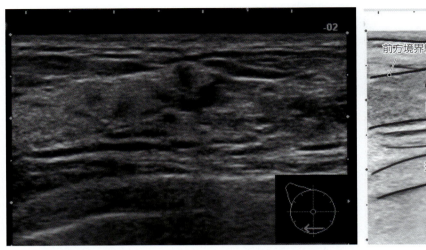
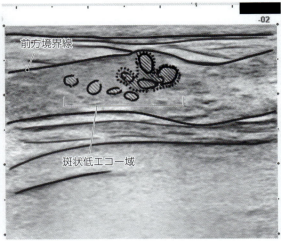
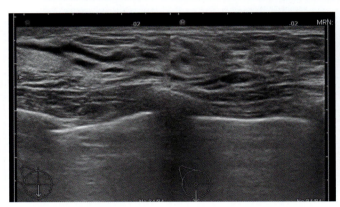
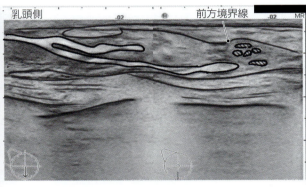
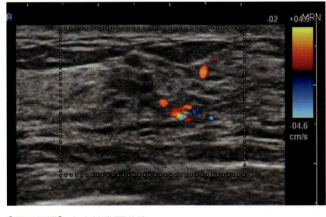
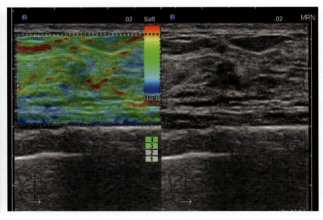

【発見契機】右血性乳頭分泌
【超音波所見】右乳頭から 6：00 方向に乳管拡張があり，その末梢に局所性の斑状低エコー域を認める．病変全体としては区域性の分布と考えられる．
カラードプラ：病変部周囲は血流シグナルを認めるが，正常血管がみえているのみの可能性もある．
エラストグラフィ：ひずみの低下は明らかでない．
【鑑別診断】乳管内の増殖性病変と考えられ，DCIS や乳管内乳頭腫が考えられる．
【病理】DCIS（non-comedo type）

3. 局所性の斑状低エコー域：多発小囊胞様にみえるもの
乳腺内の低エコー域❺　51歳，女性

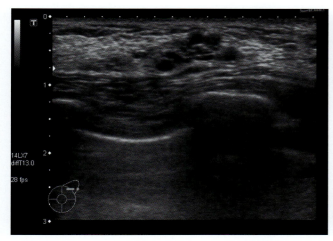
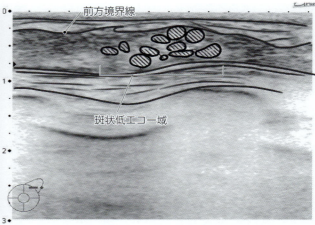

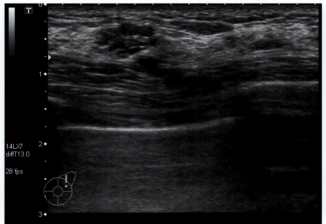
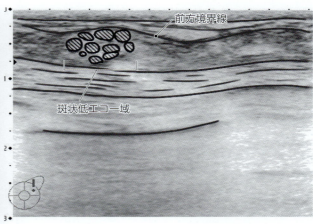

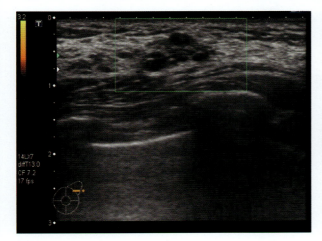

【発見契機】乳がん検診超音波検査
【超音波所見】左乳房1：30Pに斑状低エコー域を認める．分布は局所性である．集簇性の多発小囊胞（小囊胞集簇）のようにみえるが，よくみると内部が充実性であるので斑状低エコー域とした．
パワードプラ：血流シグナルは認められない．低悪性度のDCISでは血流シグナルが認められないこともある．
【鑑別診断】DCISやアポクリン囊胞・閉塞性腺症などの乳腺症が鑑別対象となる．
【病理】DCIS（non-comedo type）

4. 局所性の地図状低エコー域：点状高エコーを伴うもの
乳腺内の低エコー域❻　41歳，女性

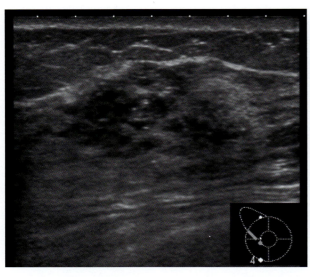
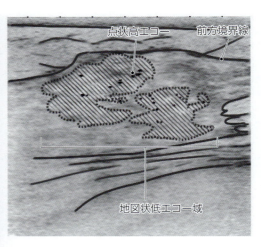
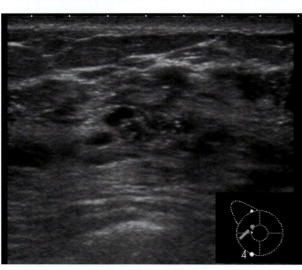
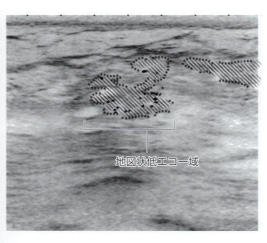
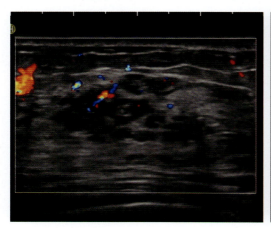
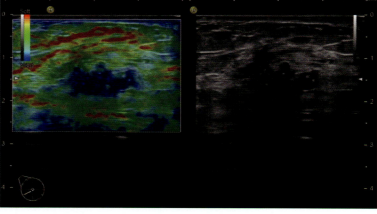

【発見契機】乳がん検診マンモグラフィでの石灰化
【超音波所見】右乳房8：00〜9：00 M に局所性の地図状低エコー域を認める．内部に点状高エコーを伴っている．
カラードプラ：病変内部に血流シグナルが認められる．
エラストグラフィ：周囲に比べてひずみの低下が明らかである．
【鑑別診断】ひずみの低下が認められており，DCIS・乳管内成分優位の浸潤癌が考えられる．マンモグラフィの石灰化が分泌型であれば，乳腺症も鑑別にあがる．
【病理】DCIS（comedo＋non-comedo type）

乳腺内の低エコー域❼　63歳，女性

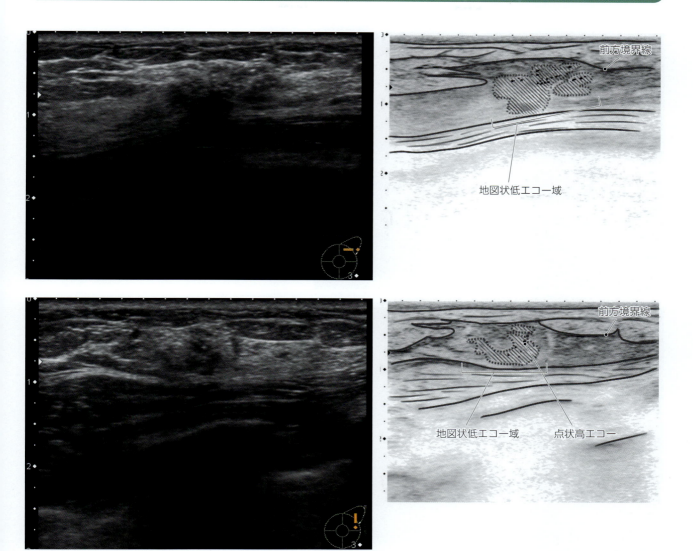

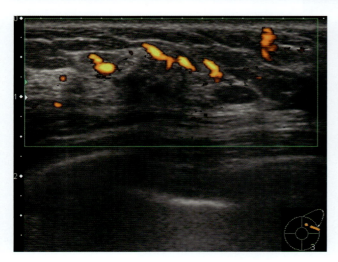

【発見契機】乳がん検診マンモグラフィでの石灰化
【超音波所見】左乳房 2：00 P に局所性の地図状低エコー域を認める．内部に多数の点状高エコーを認める．
パワードプラ：周辺から低エコー域に向かう血流シグナルを認める．
【鑑別診断】マンモグラフィの石灰化を確認する必要はあるが，壊死型石灰化に一致する病変であれば，年齢も考慮し，DCIS が第一に考えられる．
【病理】DCIS（comedo type）

乳腺内の低エコー域❽　49歳，女性

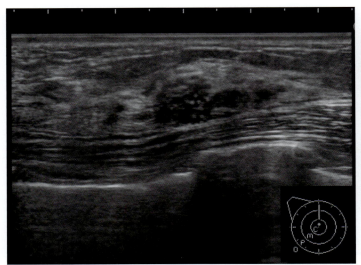
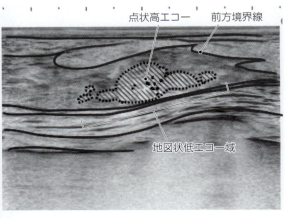
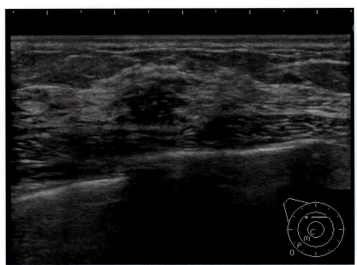
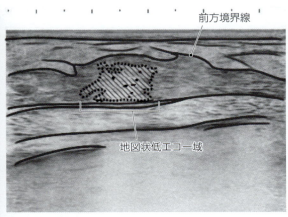
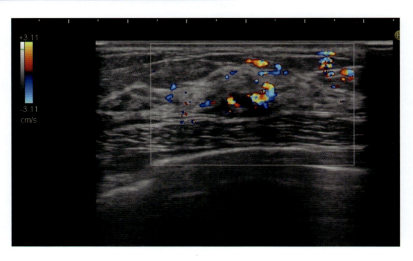

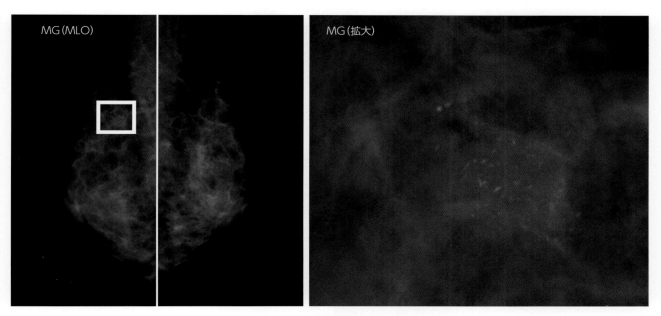

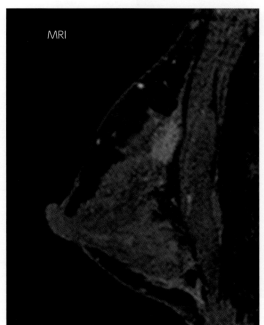

【発見契機】乳がん検診マンモグラフィでの石灰化
【超音波所見】右乳房 12：00 M に地図状低エコー域を認める．2 方向の画像でいずれも画像中央にのみ病変があるので，局所性とした．点状高エコーも低エコー域内に多数認められる．横断面像では不整形腫瘤にもみえるが，全体として非腫瘤性病変に分類した．
カラードプラ：病変部周囲は豊富な血流シグナルが認められ，低エコー域部分に流入するような血流シグナルも認められる．
【鑑別診断】マンモグラフィでは壊死型の石灰化が認められており，DCIS や乳管内成分優位の浸潤癌などが考えられる．
【病理】DCIS（comedo type, NG2），ER（＋），PgR（−），HER2（1＋），Ki67：3％
【マンモグラフィ】右 MLO-U に多形性〜微細線状・分枝状の石灰化が集簇性に認められる．
【MRI】矢状断像で，上部に局所性の non-mass enhancement が認められる．

5. 局所性の地図状低エコー域：腫瘤か迷うもの
乳腺内の低エコー域❾　局所性　40歳，女性

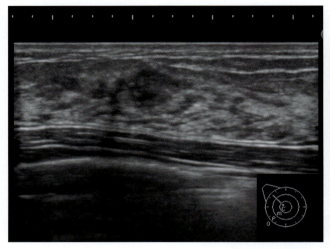
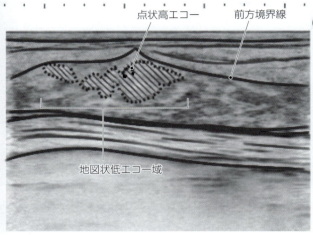
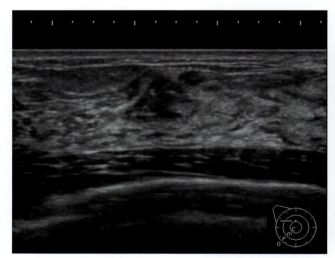
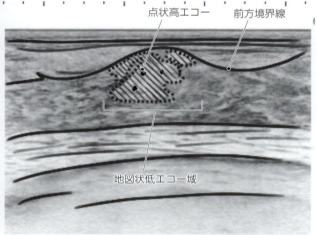
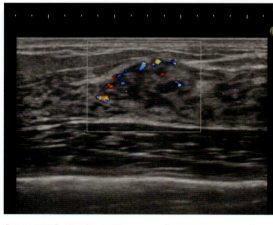
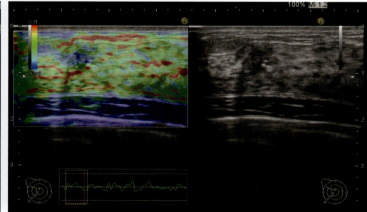

【発見契機】乳がん検診マンモグラフィでの石灰化
【超音波所見】右乳房 10：00 M に地図状低エコー域あるいは境界不明瞭な低エコー域を認める．低エコー域内に石灰化を示唆する点状高エコーも認められる．2 枚目の画像のみであれば腫瘤ともとれるが，他の画像（カラードプラも含めて）も考慮すると低エコー域と判定するのが妥当と考えられた．
カラードプラ：低エコー域部分に血流シグナルを認める．
エラストグラフィ：周辺乳腺に比べてわずかにひずみの低下がみられる．
【鑑別診断】過形成性変化などの乳腺症は鑑別にあがる．Cooper 靱帯基部の減衰によるエコーレベル低下とは観察の際に見分ける必要がある．
【病理】DCIS（non-comedo type）

乳腺内の低エコー域❿　65歳，女性

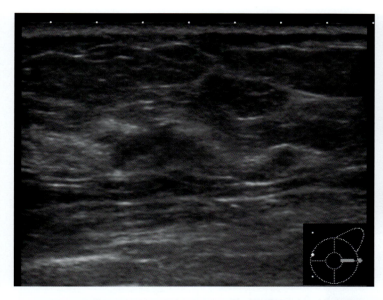
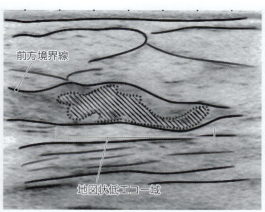
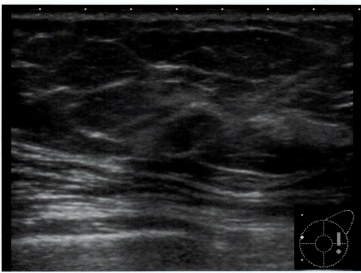
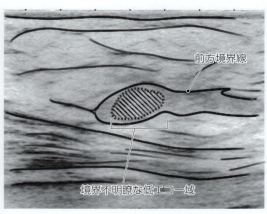
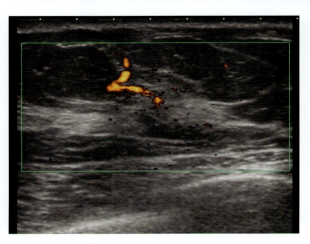

【発見契機】乳がん検診マンモグラフィ（詳細不明）
【超音波所見】左乳房3：00 Mに地図状もしくは境界不明瞭な低エコー域を認める．分布は局所性である．縦断面像では腫瘤様にもみえる．
パワードプラ：病変内部には血流シグナルを認めないが，周辺から病変に向かって流入するようにみえる血管が描出されている．
【鑑別診断】角度によっては腫瘤のようにもみえ，浸潤癌が鑑別にあがる．低エコー域なのでDCISが考えられるが，過形成性変化・線維症などの乳腺症も鑑別対象となる．
【病理】DCIS（non-comedo type）

6. 局所性の境界不明瞭な低エコー域：不整形腫瘤にもみえるもの
乳腺内の低エコー域⓫　71歳，女性

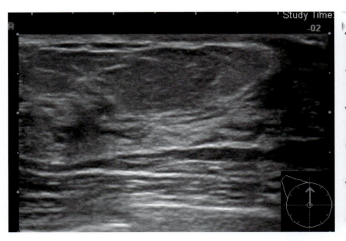
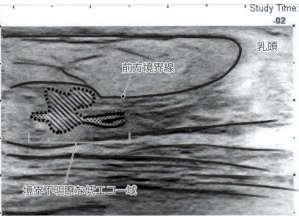
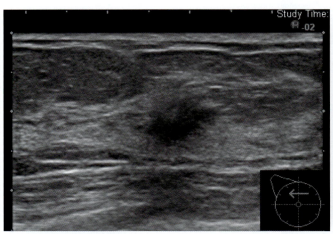
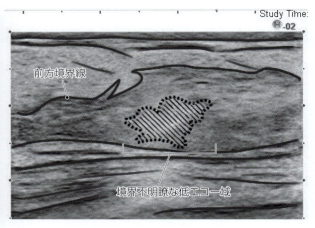
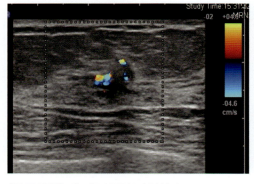
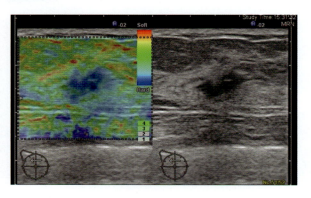

【発見契機】 乳がん検診超音波検査
【超音波所見】 右乳房12：00 Mの縦断面像で境界不明瞭な低エコー域を認める．直交断面では，病変は境界不明瞭な不整形腫瘤と認識される可能性もある．本症例では複数の超音波画像を総合的に判断して低エコー域としたが，腫瘤と判断しても間違いではない．縦断面像の低エコー域の乳頭側に若干拡張したようにみえる乳管があり，乳管内進展の可能性もある．超音波画像からの病変分布は局所性が考えられた．
カラードプラ：病変部に比較的豊富な血流シグナルを認める．
エラストグラフィ：周辺の乳腺に比べてひずみの低下を認める．
【鑑別診断】 不整形腫瘤としても認識可能な病変であり，まずは浸潤癌が考えられる．非腫瘤性病変としても認識可能であるので硬化性腺症やDCISも鑑別にあがる．
【病理】 DCIS（comedo＋non-comedo type）

7. 局所性の境界不明瞭な低エコー域：構築の乱れを伴うもの
乳腺内の低エコー域⓬　71歳，女性

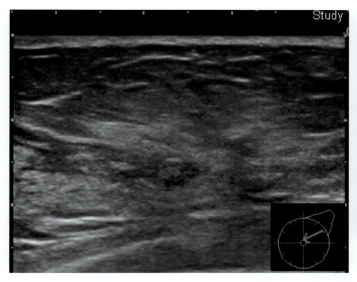
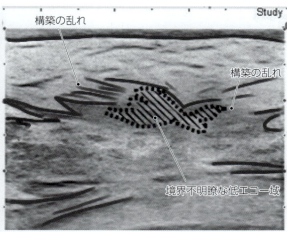
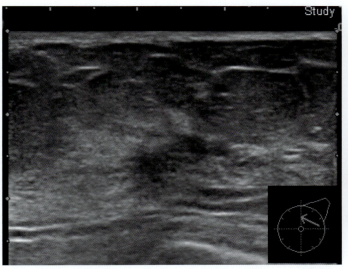
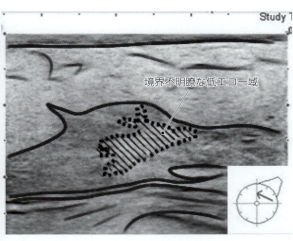
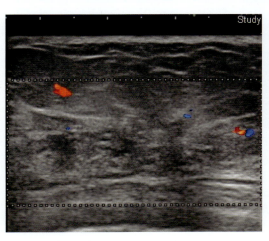
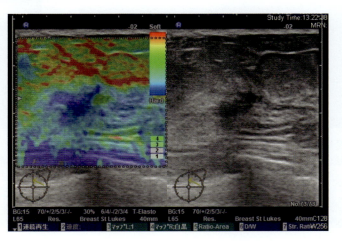

【発見契機】乳がん検診超音波検査
【超音波所見】左乳房 2：00CM に局所性の境界不明瞭な低エコー域を認める．周囲に構築の乱れ（ひきつれ）を伴っている．
カラードプラ：血流シグナルは認められない．
エラストグラフィ：周囲に比べてひずみが低下している．
【鑑別診断】構築の乱れを伴う低エコー域であり，浸潤癌，硬化性腺症が鑑別にあがる．硬化性腺症が存在するとDCISを伴っている場合があり，硬化性腺症に伴うDCISも鑑別にあがる．
【病理】DCIS（comedo＋non-comedo type）なお，本病変に硬化性腺症が伴っていたかは不明である．

8. 区域性の斑状低エコー域
乳腺内の低エコー域⑬ 47歳，女性

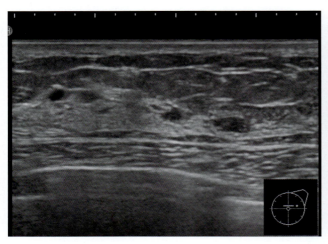
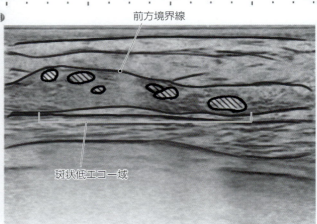
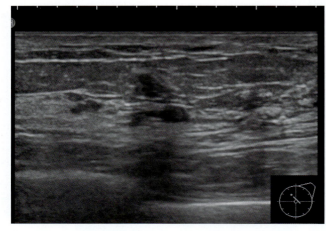
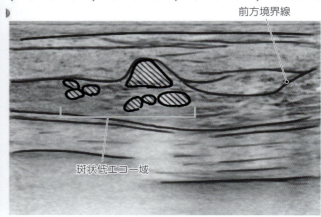
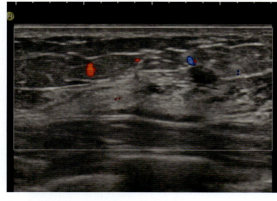
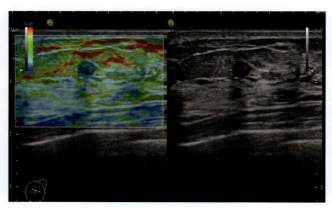

【発見契機】乳がん検診超音波検査
【超音波所見】左乳房 1：00 方向にかけて区域性の分布を示す斑状低エコー域を認める．小腫瘤が多発していると捉えてもよいが，それらを 1 つの病変と考えると，やはり腫瘤ではなく斑状低エコー域となる．
カラードプラ：病変部周囲には血流シグナルが認められるが，病変部への流入までは確認できない．
エラストグラフィ：低エコー域の斑状部分に一致してひずみの低下をわずかに認める．
【鑑別診断】乳管内の増殖性変化や分泌物貯留に伴う変化と考えられる．DCIS や乳管内乳頭腫，乳腺症などが鑑別にあがる．
【病理】DCIS（comedo＋non-comedo type）

乳腺内の低エコー域⓮　80歳，女性

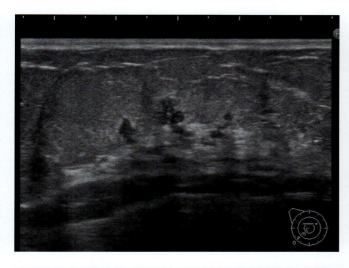
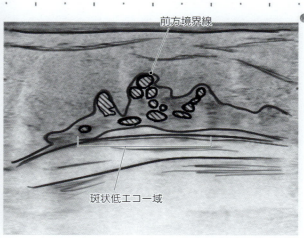
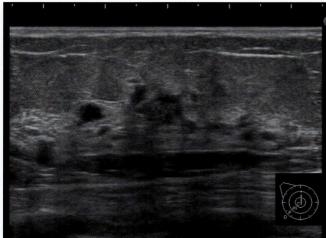
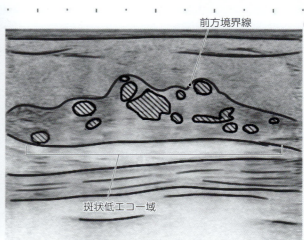
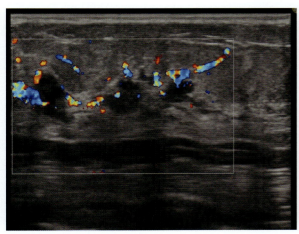
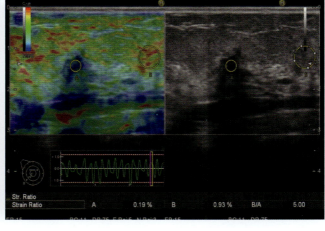

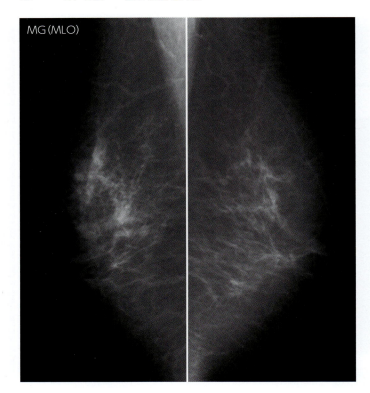
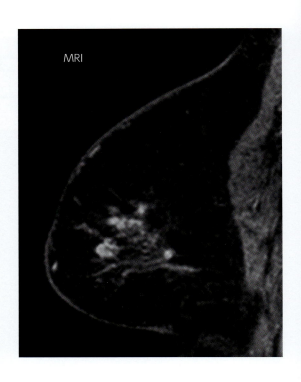
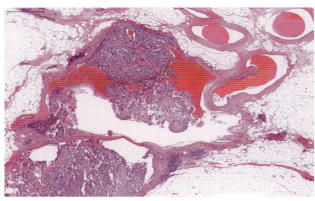
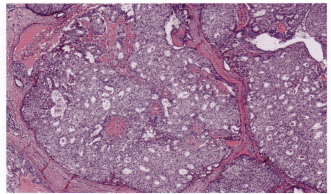

【発見契機】右血性乳頭分泌
【超音波所見】右乳房 12：00 を中心に区域性に分布する斑状低エコー域を認める．
カラードプラ：病変部に豊富な血流シグナルが認められる．
エラストグラフィ：低エコー域の斑状部分に一致してひずみの低下を認める．
【鑑別診断】区域性に分布する斑状低エコー域で，豊富な血流シグナルが認められる．高齢者であり，DCIS が第一に考えられる．
【病理】DCIS（non-comedo type），ER（+），PgR（+），HER2（1+），Ki67：8%
【マンモグラフィ】右 M から U 領域にかけて非対称性の濃度上昇が認められる．
【MRI】矢状断像で，右乳房 12：00 方向を中心に区域性に non-mass enhancement（clumped pattern）が認められる．
【病理組織像】Cribriform type の DCIS で，拡張した乳管内に血性分泌物を伴っている．乳管内の壊死はなく，核グレード 1，low grade DCIS が広範囲に広がっている．

乳腺内の低エコー域⑮　80歳，女性

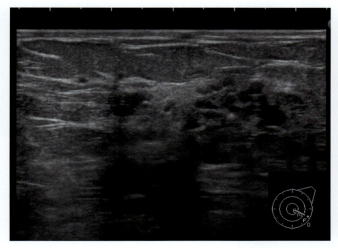
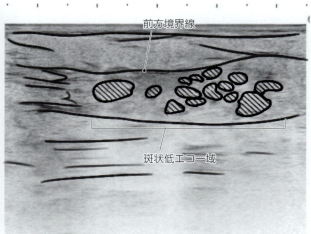
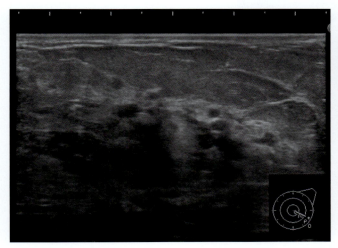
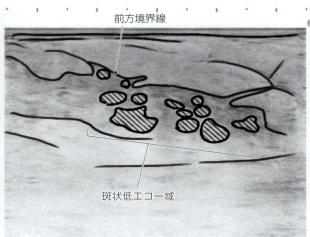
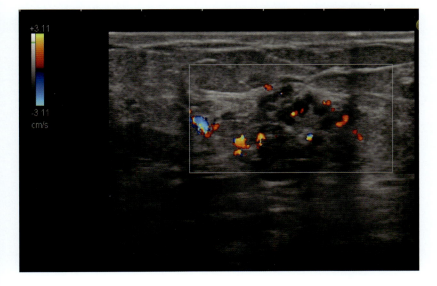

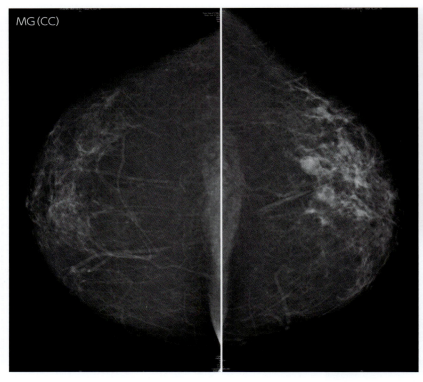
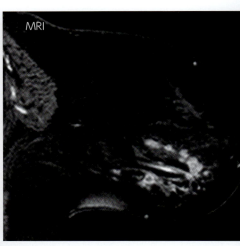
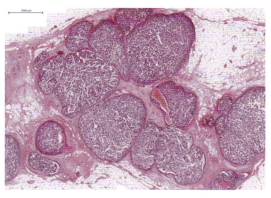
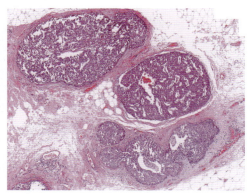

【発見契機】左血性乳頭分泌
【超音波所見】左乳房4：00方向に広範囲に斑状低エコー域を認める．乳頭近傍から末梢まで分布しており，区域性の分布と考えられる．
カラードプラ：病変部に豊富な血流シグナルを認める．
【鑑別診断】鑑別対象として乳管内乳頭腫・乳腺症はあがるものの，高齢でありDCISが第一に考えられる．
【病理】DCIS（non-comedo type），ER不明，PgR不明，HER2不明，Ki67：不明
【マンモグラフィ】左乳房の外側に非対称性の濃度上昇があり，その内部は腫瘤を形成しているようにみえる陰影も含まれる．
【MRI】矢状断像で，下部に区域性のnon-mass enhancement（clumped pattern，一部ring enhancement）が認められる．
【病理組織像】Solid-papillary typeのDCISで，ごく一部にpapillary patternがみられる．Non-comedo necrosis（＋），核異型度2である．intermediate grade DCISである．

乳腺内の低エコー域⓰　44歳，女性

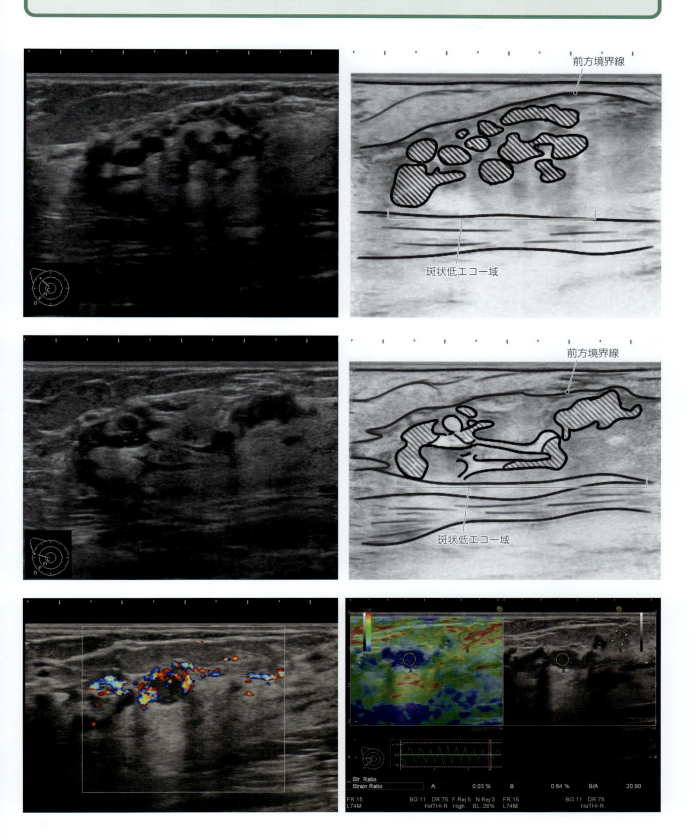

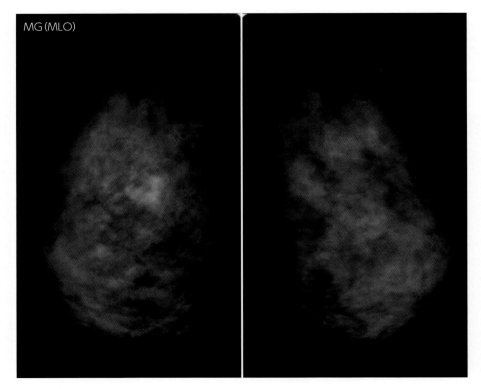

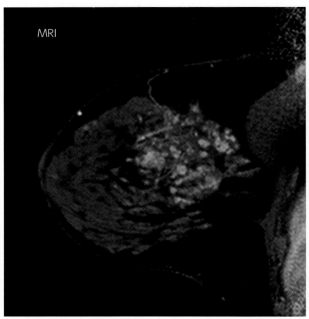

【発見契機】右血性乳頭分泌
【超音波所見】右乳房10：00方向に区域性に広がる斑状低エコー域を認める．一部に乳管拡張も伴っている．
カラードプラ：病変部に非常に豊富な血流シグナルを認め，低エコー域内に流入するようにみえる．
エラストグラフィ：斑状低エコー部分一致してひずみの低下が認められる．
【鑑別診断】区域性の低エコー域病変で DCIS が考えられる．末梢多発性の乳管内乳頭腫も鑑別にあがる．
【病理】DCIS（non-comedo type, NG1），ER（+），PgR（+），HER2（2＋：FISH 未確認），Ki67：20％
【マンモグラフィ】右乳房 M にやや高濃度の部分があるが病変との関連は不明である．
【MRI】矢状断像で，区域性の non-mass enhancement（clumped～clustered ring enhancement）が認められる．

9. 区域性の斑状低エコー域：乳管の異常を伴うもの
乳腺内の低エコー域⑰　48歳，女性

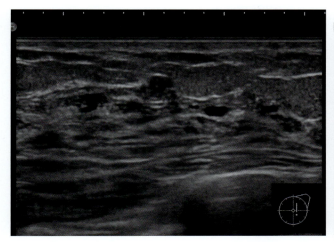
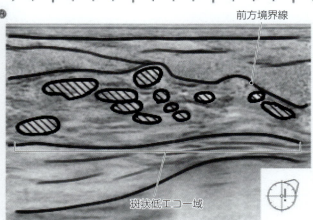

前方境界線
斑状低エコー域

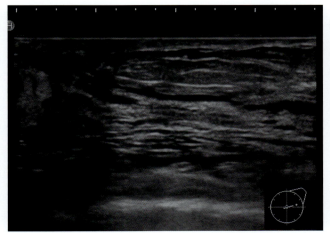
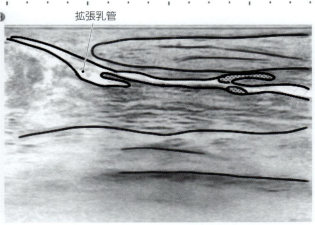

拡張乳管

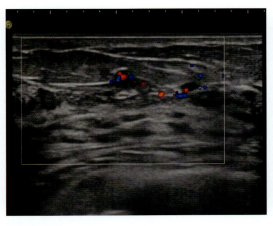
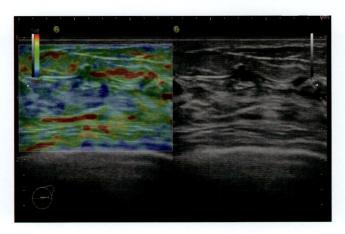

【発見契機】乳がん検診超音波検査
【超音波所見】乳頭に比較的近い縦断面で斑状低エコー域病変を認める．左乳頭から2：00方向にかけての斜断面像では末梢まで伸びる拡張乳管を認める．この拡張乳管は縦断面像における中央やや右側の乳管断面に相当すると思われる．乳頭に近い断面で病変の幅が広いので，比較的広範な区域性の病変と推定される．
カラードプラ：斑状低エコー域に血流シグナルを認める．
エラストグラフィ：斑状低エコー域に一致して断続的にひずみの低下を認める．
【鑑別診断】小病変であるが，乳管内の増殖性変化が考えられる病変であり，悪性であればDCIS，良性であれば乳管内乳頭腫・過形成性変化が鑑別にあがる．
【病理】DCIS（non-comedo type）

94　Ⅱ．各論　　2 非腫瘍性病変

乳腺内の低エコー域⓲　37歳，女性

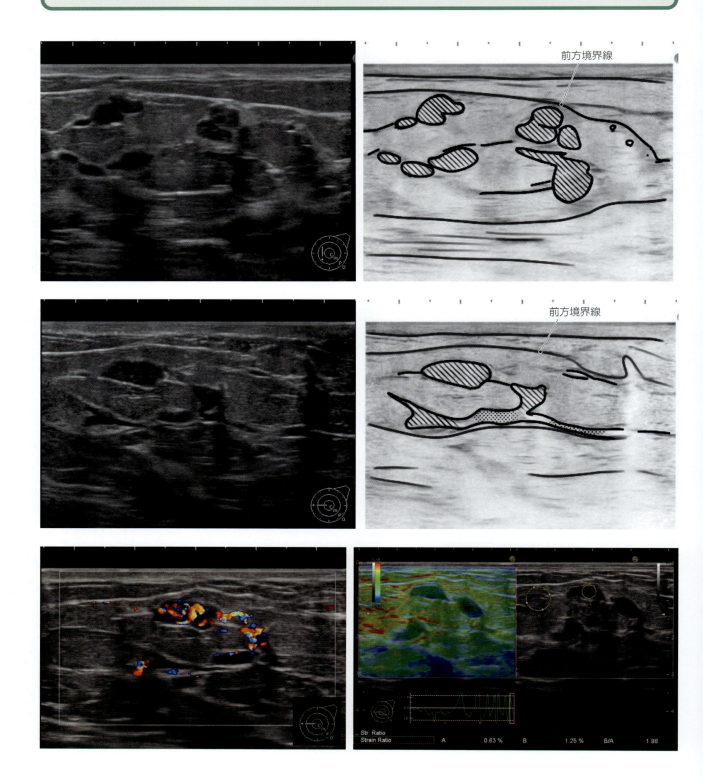

B. 乳腺内の低エコー域を呈する DCIS—9. 区域性の斑状低エコー域：乳管の異常を伴うもの　95

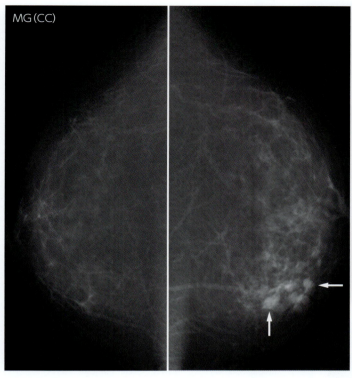
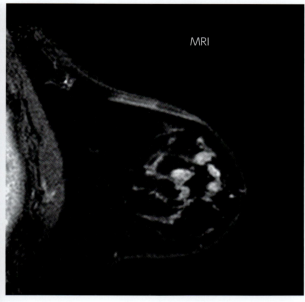
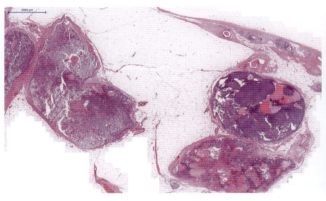
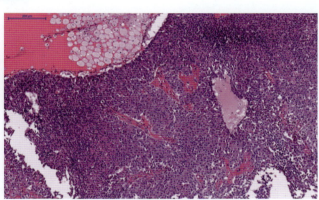

【発見契機】左血性乳頭分泌
【超音波所見】左乳房 9：00 方向に拡張した乳管と斑状低エコーが区域性に分布している．
カラードプラ：斑状低エコー域に豊富な血流シグナルを認める．
エラストグラフィ：斑状低エコー域部分のひずみの低下は明らかではない．
【鑑別診断】豊富な血流シグナルを伴う区域性の斑状低エコー域で，第一に DCIS が考えられる．末梢多発性の乳管内乳頭腫も鑑別にあがる．
【病理】DCIS（non-comedo type），ER（＋），PgR（＋），HER2（1＋），Ki67：3％
【マンモグラフィ】左内側に腫瘤が集簇性に認められる．
【MRI】矢状断像で，区域性の non-mass enhancement（clumped pattern，一部 ring enhancement）が認められる．
【病理組織像】Solid-papillary type の DCIS，核グレード 2，intermediate grade DCIS と考えられる．

10. 区域性の地図状低エコー域
乳腺内の低エコー域⓳　47歳，女性

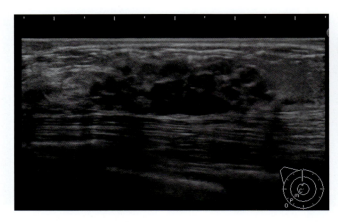
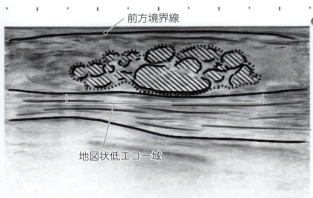
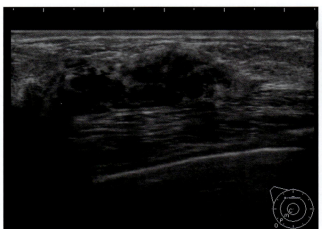
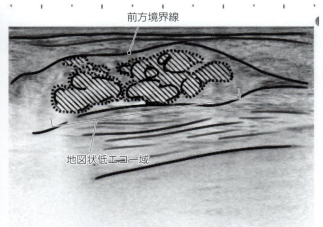
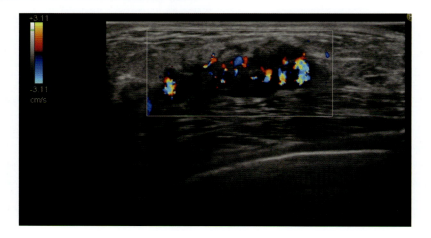

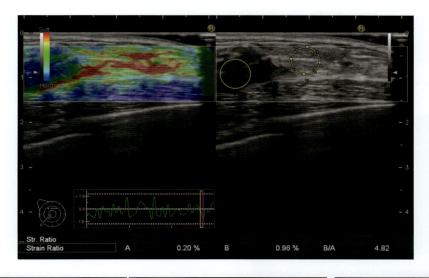

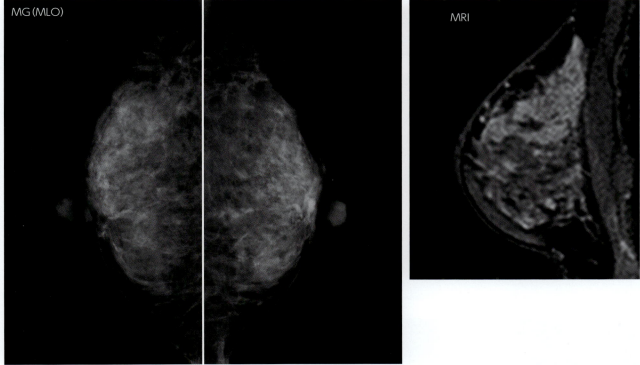

【発見契機】乳がん検診マンモグラフィでの石灰化（実際には石灰化は病変と関係なかったが，精査時の超音波検査で病変を指摘）
【超音波所見】右乳房12：00方向に地図状低エコー域を認める．病変は区域性分布であった．点状高エコーは認めない．
カラードプラ：病変部に豊富な血流シグナルを認める．
エラストグラフィ：正常乳腺に比しひずみの低下が認められる．
【鑑別診断】豊富な血流シグナルが認められる病変で，増殖性変化と考えられる．DCISが考えられるが，過形成性変化などの乳腺症は鑑別対象となる．
【病理】DCIS（non-comedo type），ER（−），PgR（−），HER2（0），Ki67：20％
【マンモグラフィ】右乳房Uは左に比し若干濃度上昇があるようにみえる．また両側に石灰化は認められるもののびまん性であり，超音波検査で認められた右乳房の病変とは関連はない．
【MRI】矢状断像で，上部に区域性のnon-mass enhancement（heterogeneous pattern）が認められる．

乳腺内の低エコー域⑳ 34歳，女性

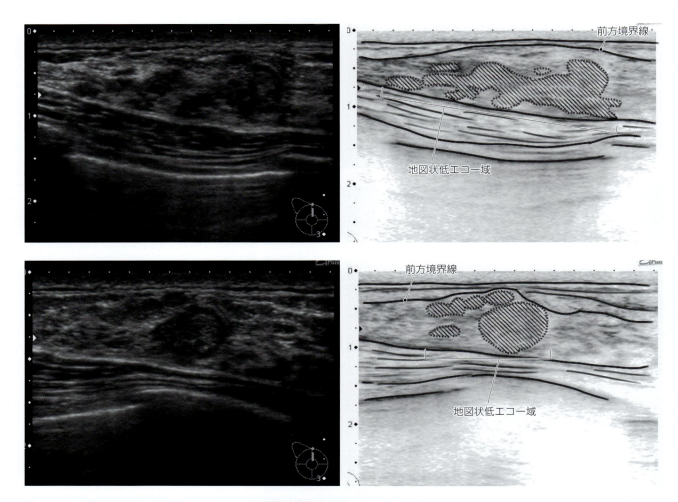

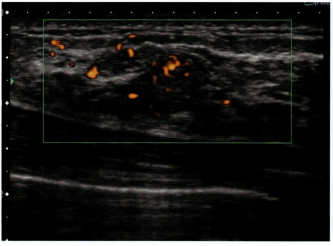

【発見契機】乳がん検診超音波検査
【超音波所見】右乳頭から12：00方向にかけて広範な地図状低エコー域を認め，区域性分布と考えられる．断面によっては混合性腫瘤にみえる部分がある．明らかな点状高エコーは認めない．
パワードプラ：病変部に血流シグナルが認められる．
【鑑別診断】混合性腫瘤のようにみえる像もあり，乳管内増殖性病変，DCIS，乳管内乳頭腫が鑑別に考えられる．
【病理】DCIS（non-comedo type）

乳腺内の低エコー域㉑　39歳，女性

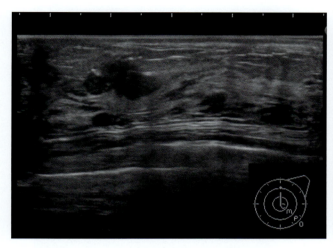
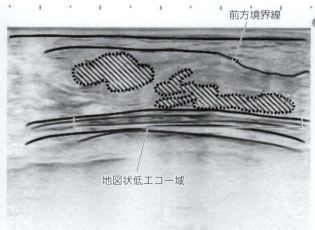
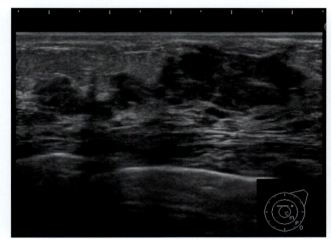
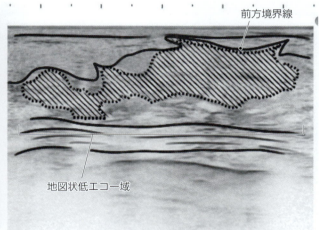
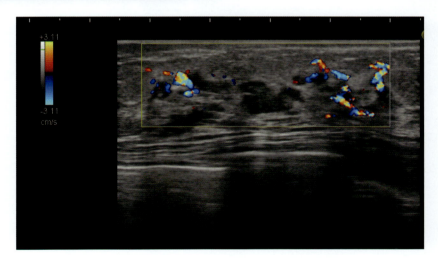

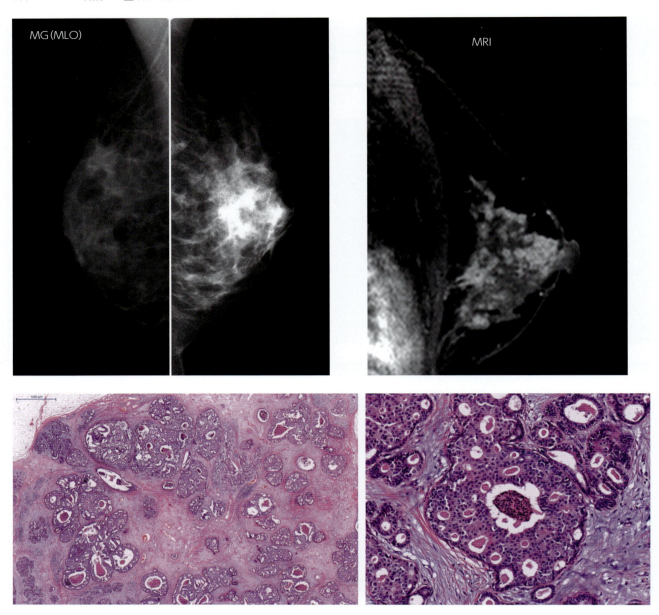

【発見契機】左乳房腫瘤自覚
【超音波所見】左乳房12：00方向を中心に区域性の地図状低エコー域を認める．
カラードプラ：病変部に血流シグナルを認める．
【鑑別診断】広範な区域性の病変であり，DCISや乳管内成分優位の浸潤癌がまず考えられる．区域性の乳管過形成性変化のような乳腺症は鑑別対象となりうる．
【病理】DCIS（non-comedo type），ER（+），PgR（+），HER2（2＋：FISH未確認），Ki67：10％
【マンモグラフィ】左乳房の乳腺濃度が右に比して明らかに上昇している．
【MRI】矢状断像で広範な区域性のnon-mass enhancement（clumped pattern～clustered ring enhancement）を認める．
【病理組織像】Cribriform patternとcomedo patternを呈するDCISで，核異型が目立つ（核グレード2）．

乳腺内の低エコー域㉒ 52歳，女性

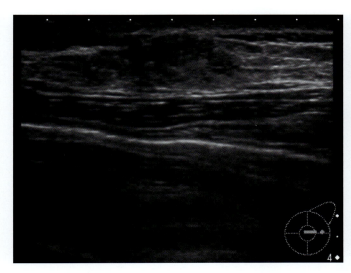
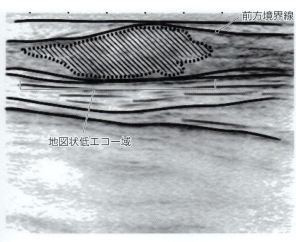
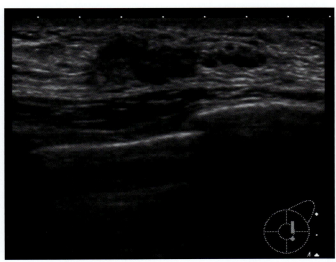
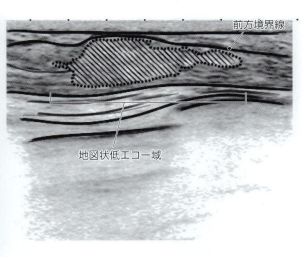
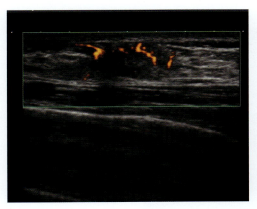
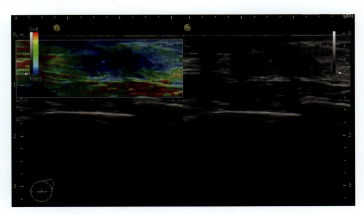

【発見契機】乳がん検診で異常を指摘され外来経過観察中の超音波検査
【超音波所見】左乳頭近く3：00方向に区域性の地図状低エコー域を認める．
パワードプラ：辺縁から内部に向かって流入するような血流シグナルが認められる．
エラストグラフィ：病変部分のひずみの低下を認める．
【鑑別診断】ひずみの低下を伴う区域性の低エコー域であり，DCISや乳管内成分優位の浸潤癌が疑われる．硬化性腺症のような乳腺症は鑑別対象となりうる．
【病理】DCIS（non-comedo type）

102　Ⅱ．各論　②非腫瘤性病変

11. 区域性の地図状低エコー域：点状高エコーを伴うもの
乳腺内の低エコー域㉓　46歳，女性

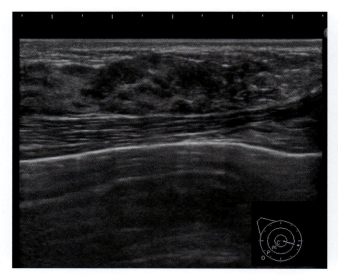

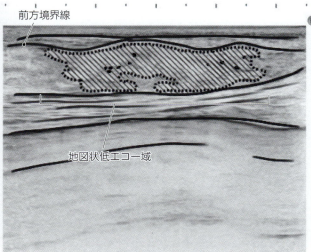

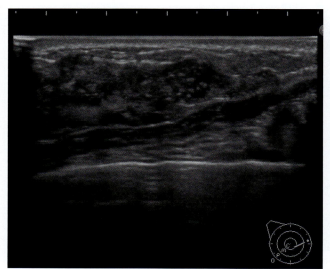

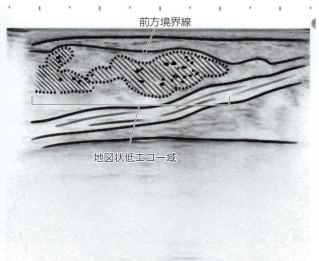

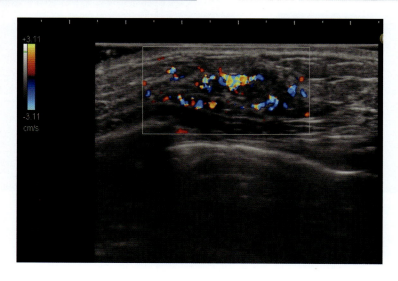

B. 乳腺内の低エコー域を呈する DCIS—11. 区域性の地図状低エコー域：点状高エコーを伴うもの

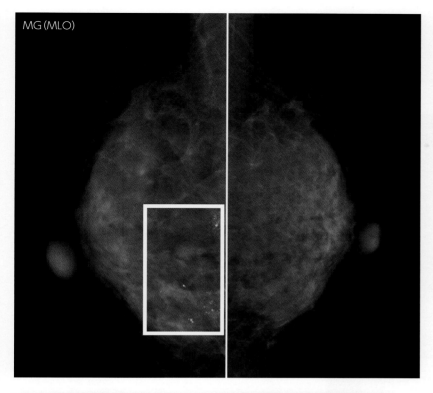

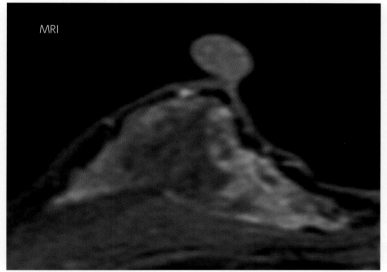

【発見契機】右乳房腫瘤自覚
【超音波所見】右乳頭近くから 4：00 方向に斑状〜地図状低エコー域を認める．低エコー域の中には石灰化を示唆する点状高エコーを多数認める．
カラードプラ：病変部に豊富な血流シグナルを認める．
【鑑別診断】多数の点状高エコー・豊富な血流を認める病変で，DCIS・乳管内成分優位の浸潤癌が第一に考えられる．40 歳代であり，過形成性変化などの乳腺症は鑑別対象となる．
【病理】DCIS（non-comedo type），ER（＋），PgR（＋），HER2（1＋），Ki67：20％
【マンモグラフィ】右乳房 L に多形性の微細石灰化を区域性に認める．
【MRI】横断像で，乳房内側に区域性の non-mass enhancement（heterogeneous pattern）が認められる．

乳腺内の低エコー域❷ 40歳，女性

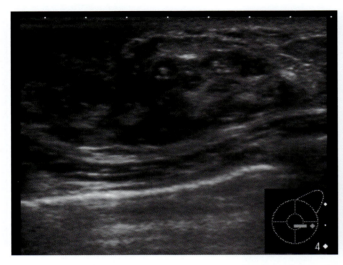
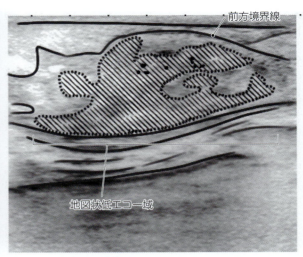
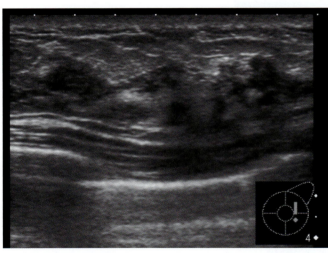
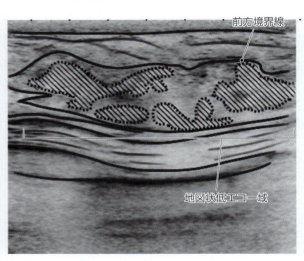
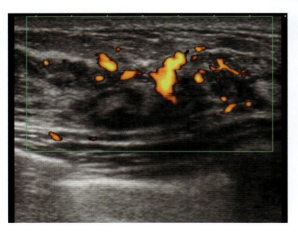

【発見契機】乳がん検診超音波検査
【超音波所見】左乳頭から3:00方向にかけて区域性の分布を示す地図状低エコー域を認める．低エコー域内に点状高エコーが認められる．
パワードプラ：病変部に豊富な血流シグナルを認める．
【鑑別診断】乳管内の増殖性変化と考える．豊富な血流シグナルが認められ，DCISが考えられるが，40歳であり，過形成性変化などの乳腺症は鑑別対象となる．
【病理】DCIS（non-comedo type）

乳腺内の低エコー域㉕　54歳，女性

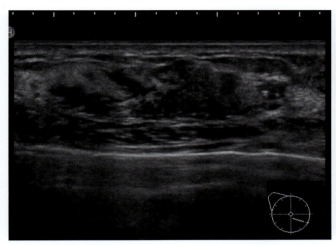
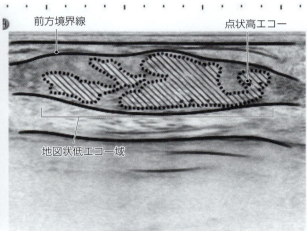
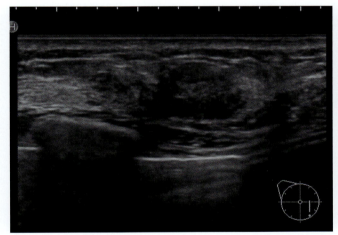
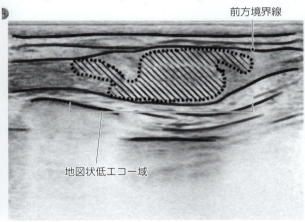
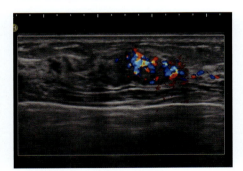
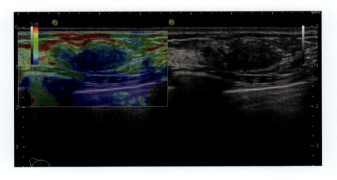

【発見契機】右乳房腫瘤自覚
【超音波所見】右乳房4：00方向に区域性に分布する地図状低エコー域を認める．低エコー域の一部に点状高エコーを認める．乳管に直交する断面では腫瘤のように描出される部分もみられる．
カラードプラ：病変部に豊富な血流シグナルを認める．
エラストグラフィ：ひずみの低下を認める．
【鑑別診断】角度によっては腫瘤のようにもみえる病変で，浸潤癌は鑑別にあがる．DCIS以外にも乳管内乳頭腫，過形成性変化などの乳腺症は鑑別対象となる．
【病理】DCIS（non-comedo type）

乳腺内の低エコー域㉖　38歳，女性

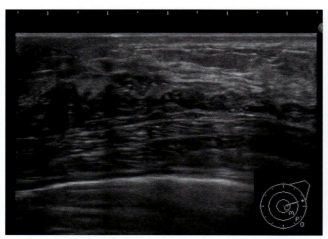

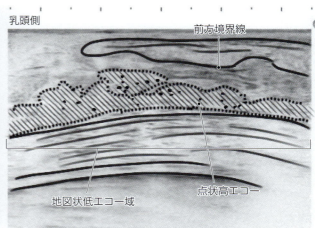

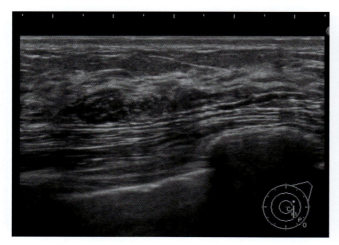

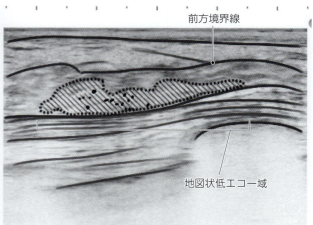

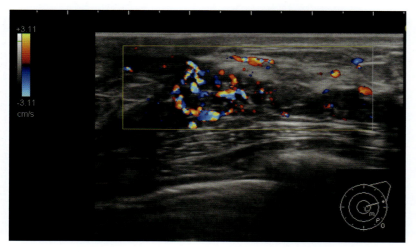

B. 乳腺内の低エコー域を呈する DCIS—11. 区域性の地図状低エコー域：点状高エコーを伴うもの　107

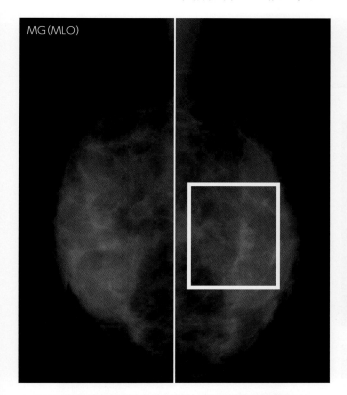
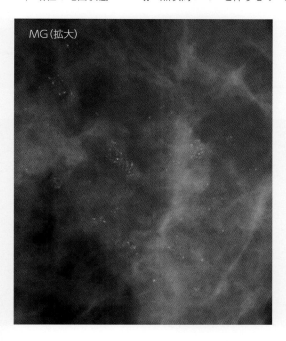
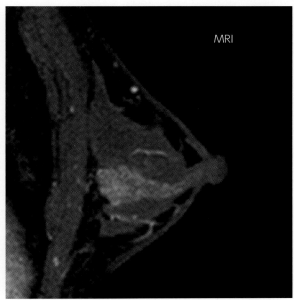

【発見契機】左乳房腫瘤自覚
【超音波所見】左乳頭から 2：00 方向にかけて区域性の地図状低エコー域を認める．低エコー域内には石灰化を示唆する点状高エコーを多数認める．
カラードプラ：病変部には非常に豊富な血流シグナルを認める．
【鑑別診断】マンモグラフィでは区域性石灰化が認められており，DCIS，乳管内成分優位の浸潤癌が考えられる．
【病理】DCIS（comedo type），ER（+），PgR（+），HER2（3+），Ki67：10％
【マンモグラフィ】左乳房 MLO の UM に区域性の多形性石灰化を認める．その部分の濃度に関しては左右差は認めない．
【MRI】矢状断像で，乳頭直下から区域性の non-mass enhancement（heterogeneous pattern）を認める．

乳腺内の低エコー域㉗　46歳，女性

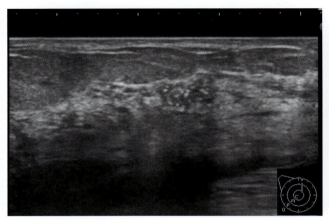
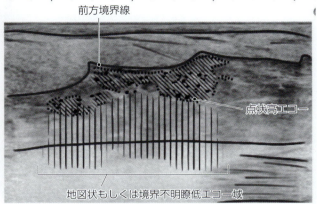
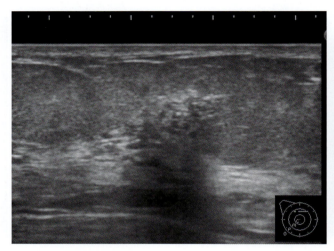
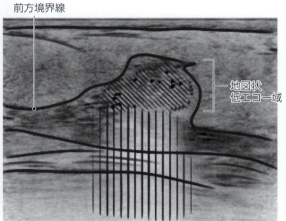
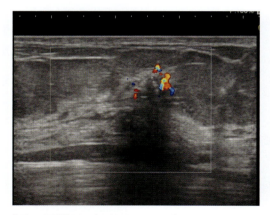
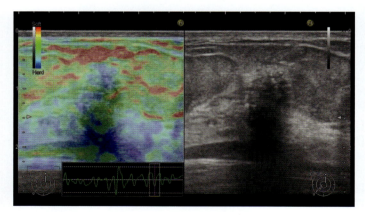

【発見契機】乳がん検診マンモグラフィ（詳細不明）
【超音波所見】右乳房12：00方向に区域性の地図状低エコー域を認める．境界不明瞭低エコー域と捉えてもよい．低エコー域内に石灰化を示唆する点状高エコーを多数認める．多数の石灰粒による超音波の減弱により，点状高エコーが多数存在する部分の後方のエコーは減弱している．本症例は点状高エコーがなければ低エコー域として認識できない可能性もあり，観察者によっては点状高エコー主体の病変と判定される場合もあると思われる．
カラードプラ：病変部の周辺～辺縁部に血流シグナルを認め，病変部へ流入しているようにみえる．
エラストグラフィ：低エコー域の部分は周囲乳腺に比較して若干ひずみの低下を認める．
【鑑別診断】内部に多数の点状高エコーが認められる低エコー域でありDCISが考えられるが，分泌型石灰化を伴うような乳腺症は鑑別にあがる．
【病理】DCIS（comedo＋non-comedo type）

12. 区域性の地図状低エコー域：乳管の異常を伴うもの
乳腺内の低エコー域㉘　46歳，女性

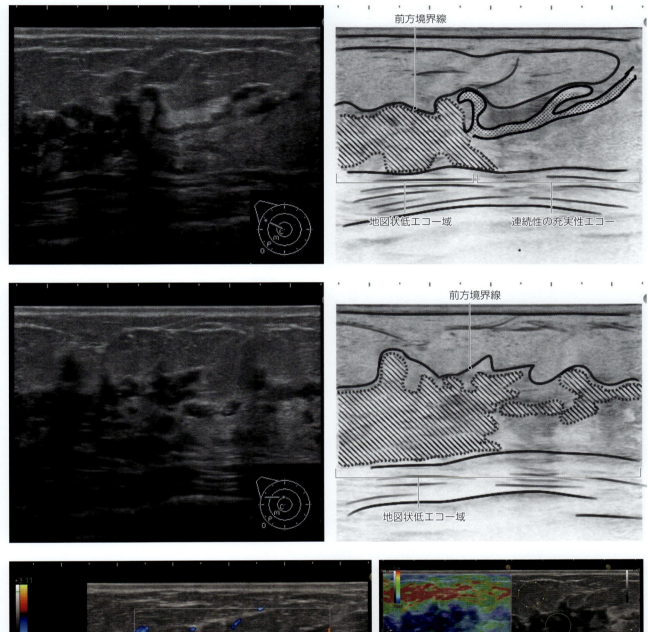
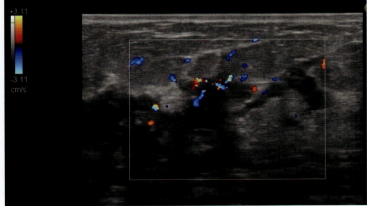
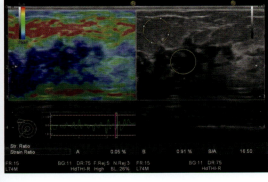

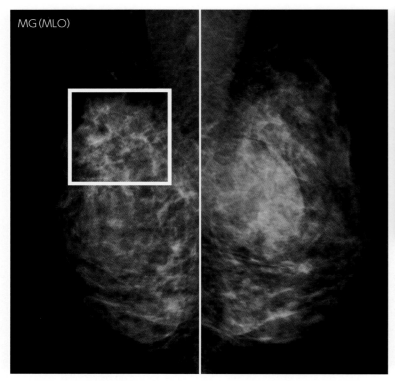
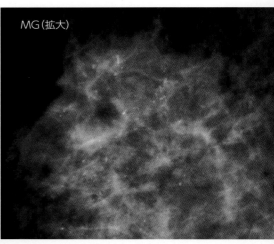
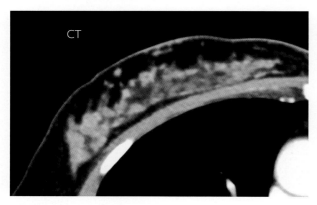

【発見契機】右乳房腫瘤自覚
【超音波所見】右乳房 10：00MP に地図状低エコー域を認める．低エコー域の乳頭側に拡張乳管が存在し，乳管内には連続性の充実性エコーを認める．全体として区域性の病変である．低エコー域や拡張乳管内には点状高エコーも認められる．
カラードプラ：病変部に血流シグナルを認め，低エコー域部分では他の部位より血流シグナルが豊富に認められる．
エラストグラフィ：低エコー域に一致してひずみの低下を認める．
【鑑別診断】石灰化が認められる区域性病変で，DCIS，乳管内成分優位の浸潤癌が考えられる．
【病理】DCIS（comedo type，核異型度 1），ER（＋），PgR（＋），HER2（3＋），Ki67：20％
【マンモグラフィ】右乳房 U に区域性に分布する多形性の石灰化を認める．なお，左乳房の境界明瞭な腫瘤は囊胞であった．
【CT】外側乳腺が造影され，超音波検査で認められた病変と一致する．

13. 区域性の地図状低エコー域：対側乳腺より厚みが増しているもの
乳腺内の低エコー域㉙　34歳，女性

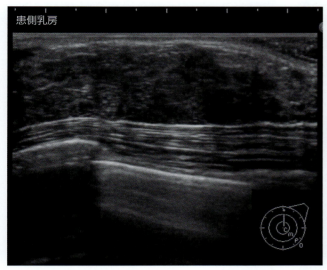

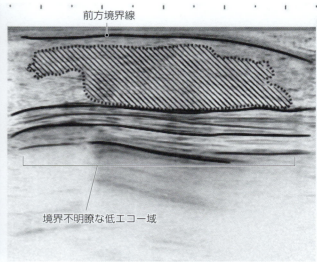

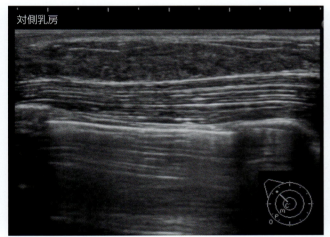

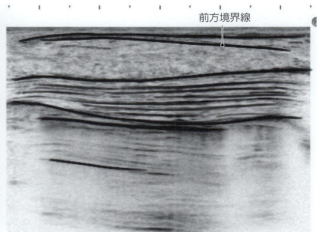

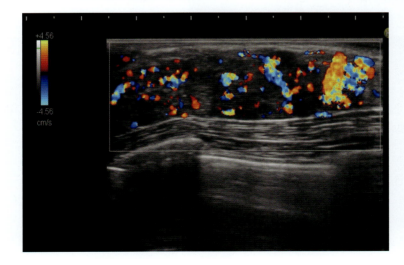

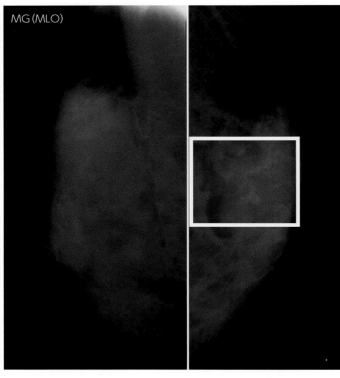

【発見契機】左乳房腫瘤自覚
【超音波所見】左乳頭から12:00方向の乳腺は、対側乳腺と比較すると乳腺の厚みが増しており、エコーレベルの低下が認められる。広範な区域性の広がりをもつ境界不明瞭な低エコー域と考える。
境界不明瞭な腫瘤と認識されることもあると思われる。
カラードプラ：病変部に非常に豊富な血流シグナルを認める。
【鑑別診断】広範な区域性変化を認める病変で、DCISだけでなく浸潤性小葉癌や乳管内成分優位の浸潤癌の可能性もある。34歳と若年であることから、乳腺症も鑑別対象にあがる。
【病理】DCIS（non-comedo type），ER（＋），PgR（＋），HER2（0），Ki67：10%
【マンモグラフィ】左右で大胸筋の濃度が異なるため、実際には左乳房は乳腺濃度が上昇している。病変部に一致して微小円形の石灰化が認められる。
【CT】左乳房乳頭直下から外側部分の病変が一様に造影されている。
【MRI】矢状断像で、乳頭直下から乳房の上部は区域性の濃染が認められる（heterogeneous pattern）。横断像でも乳頭直下から外側に非常に広範な区域性の濃染域が認められる。

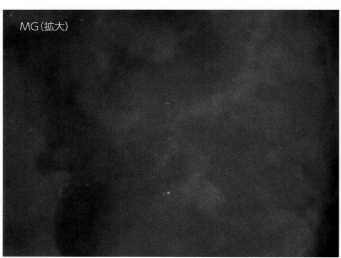

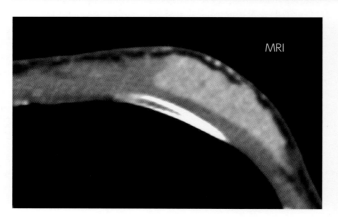

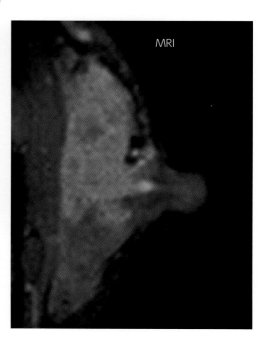

II. 各論　2 非腫瘍性病変

C　構築の乱れを呈するDCIS

　構築の乱れは，乳腺内の一点または限局した範囲に集中するひきつれ，ゆがみのことであり，組織の収束性変化に起因すると考えられる．間質成分を伴い浸潤性発育を示す浸潤性乳管癌や浸潤性小葉癌では，線維性変化を生じ癌細胞が周囲に浸潤性に発育するために構築の乱れを生じる．また，良性疾患でも硬化性腺症（sclerosing adenosis：SA）では間質の強い線維化により，放射状硬化性病変（radial sclerosing lesion：RSL）では線維性結合織・弾性線維を芯として乳管が放射状に配列増殖することから，構築の乱れが生じうる．基本的に乳管内にとどまる非浸潤性乳管癌（ductal carcinoma *in situ*：DCIS）のみでは組織の収束性変化は生じにくいものと考えられるが，その背景にSAやRSLがあれば，超音波所見上構築の乱れを呈することは十分に理解できるであろう．

　日本乳腺甲状腺超音波医学会（JABTS）BC-02研究では，809病変のDCISのうち705病変（87％）が超音波画像での検出が可能であった．705病変中で，非腫瘍性病変は428病変（60.7％）であるが，構築の乱れを伴う症例は6例（0.9％）とその頻度はかなり少ない結果であった．しかし，SAやRSLを背景とするDCISが存在することが認知されるにつれ，臨床上経験される症例は増加してきているように思われる．またSAやRSLを背景とするDCISは超音波画像上浸潤癌との鑑別が極めて難しいことや，同時異時両側性であることが多いことがわかっており，SAやRSLを背景とするDCISの存在，またその超音波所見を理解しておくことは極めて重要であると考えられる．

文献

1) Yoshida A, et al：Ductal carcinoma *in situ* that involves sclerosing adenosis：high frequency of bilateral breast cancer occurrence. Clin Breast Cancer **12**（6）：398-403, 2012
2) Moritani S, et al：Topographical, morphological and immunohistochemical characteristics of carcinoma *in situ* of the breast involving sclerosing denosis. Two distinct topographical patterns and histological types of carcinoma *in situ*. Histopathology **58**（6）：835-846, 2011
3) Oia M, et al：Sclerosing adenosis as a predictor of breast cancer bilaterality and multicentricity. Virchows Arch **467**（1）：71-78, 2015
4) HN Won, et al：Sclerosing Adenosis：Should We Still Regard It as a Simple Benign Disease? Report of Two Patients with Subsequent Development of Invasive or *In-situ* Breast Cancer. Hong Kong J Radiol **17**：49-56, 2014

構築の乱れ❶ 53歳，女性

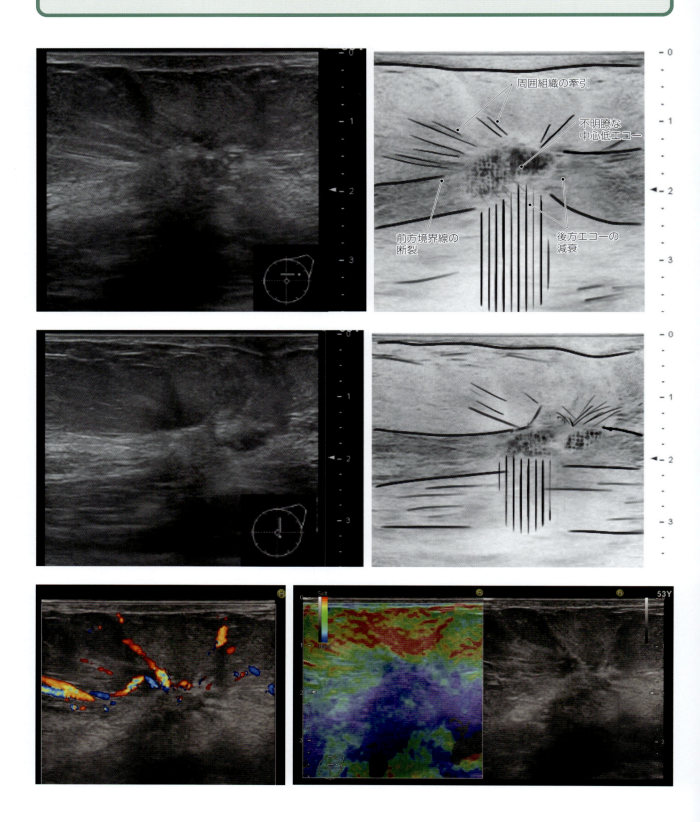

C. 構築の乱れを呈する DCIS

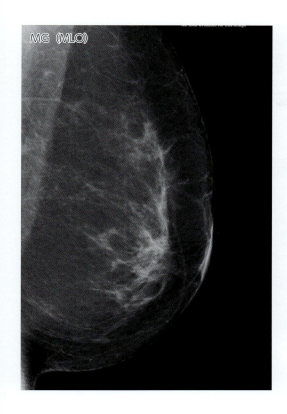
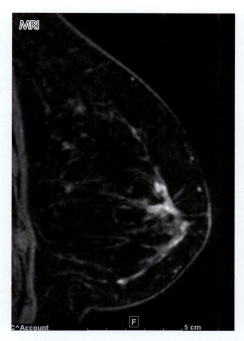
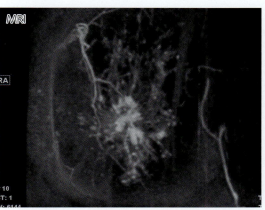
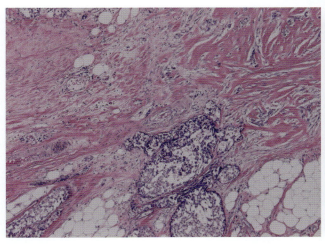
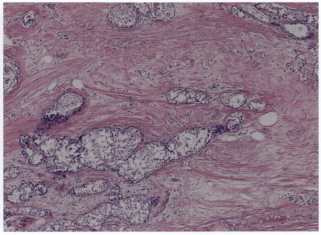

【発見契機】乳がん検診マンモグラフィ（左乳房構築の乱れ）
【超音波所見】左乳房 12：00C に強い構築の乱れが認められ，周囲組織が牽引されている．病変中心はやや低エコーを示し後方エコーは減衰している．前方境界線はひきつれにより断裂している．
カラードプラ：構築の乱れの中心に向かって血流の亢進が認められる．
エラストグラフィ：構築の乱れの中心にひずみの低下が認められる．
【鑑別診断】構築の乱れを有する症例では，間質成分を伴い浸潤性発育を示す浸潤性乳癌，浸潤性小葉癌，SA や複雑型硬化性病変などを背景とする DCIS が鑑別にあげられる．SA などの乳腺症だけでもこのような画像を呈することがある．
【マンモグラフィ】左乳房の乳頭を中心に全体に強い構築の乱れが認められる．明らかな腫瘤形成はない．
【MRI】乳頭を中心とした強いひきつれとともに，早期相から造影増強効果が認められる．明らかな腫瘤形成はない．
【病理】DCIS（solid type），病変サイズ：34×11×23 mm
【病理組織像】solid type の DCIS で，背景に SA が認められる．

構築の乱れ❷　54歳，女性

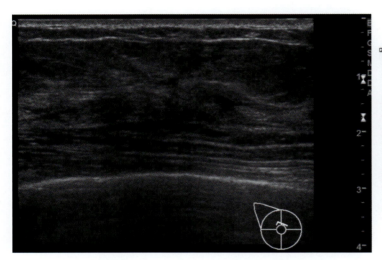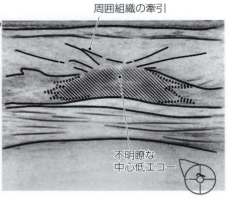

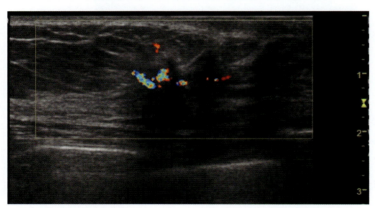

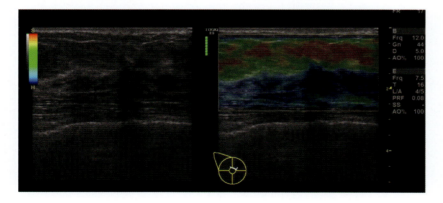

C. 構築の乱れを呈するDCIS 117

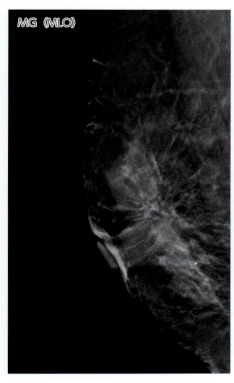
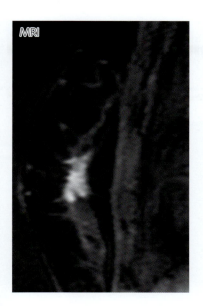
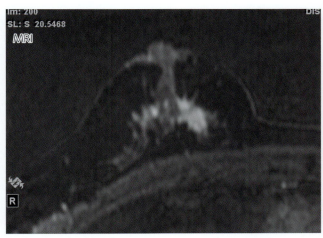
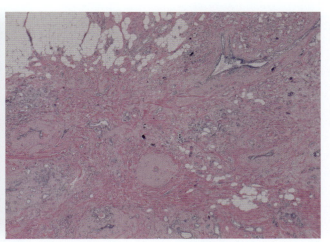

【発見契機】乳がん検診マンモグラフィ（右乳房構築の乱れ）
【超音波所見】右乳房12：00Cに明らかな構築の乱れがあり，周囲組織の牽引を認める．前方境界線部分がひきつれの中心で，境界線は断裂しているようにみえる．しかし明らかな境界部高エコー像は認められない．構築の乱れの周囲は全体にやや低エコーにみえるものの，明確な腫瘤形成はない．
カラードプラ：ひきつれの中心部分に向かってモザイク状の血流が認められる．
エラストグラフィ：ひずみの低下は広範囲に認められる．
【鑑別診断】構築の乱れを有する症例では，間質成分を伴い浸潤性発育を示す浸潤性乳癌，浸潤性小葉癌，SAや複雑型硬化性病変などを背景とするDCISが鑑別にあげられる．SAなどの乳腺症だけでもこのような画像を呈することがある．
【マンモグラフィ】右乳房乳頭直下を中心に強い構築の乱れが認められる．中心部分にコアとなる濃度上昇はない．悪性石灰化も認められない．
【MRI】乳頭直下に短いspicula様のひきつれがあり，早期相からその部分に強い造影効果が認められる．
【病理】DCIS，核異型度1（低悪性度），病変サイズ：34×20×8 mm
【病理組織像】背景乳腺にSAが認められる．

構築の乱れ❸ 49歳，女性

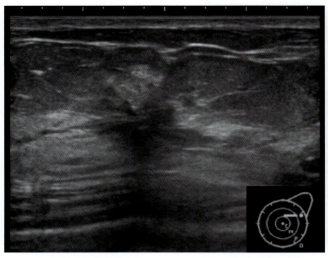
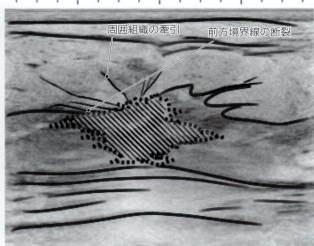

周囲組織の牽引　　前方境界線の断裂

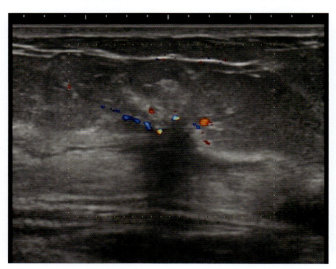
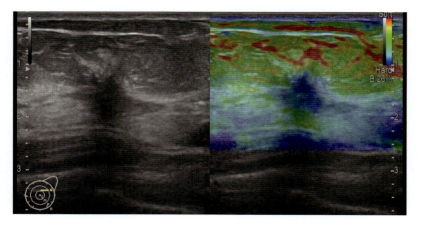

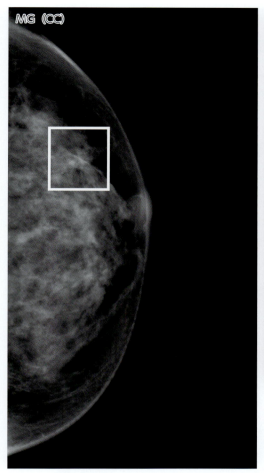
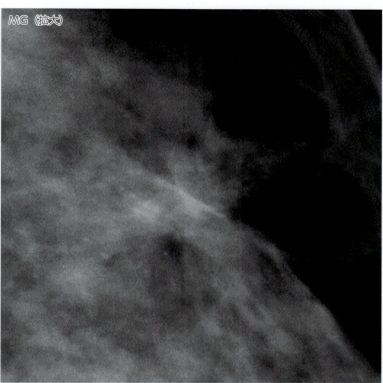
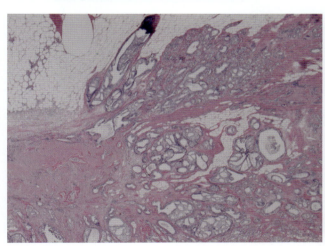
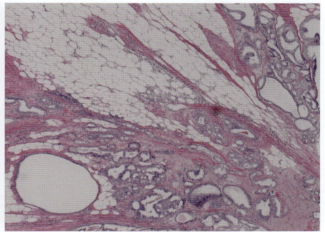

【発見契機】乳がん検診超音波検査
【超音波所見】左乳房 1：30 M に不整形の低エコー域が認められる．静止画では不整形腫瘤に周囲乳腺組織と脂肪織を牽引する所見として認識されるかもしれないが，リアルタイムでみると牽引所見がより明瞭であり，構築の乱れとしてよいと考えられる．
カラードプラ：血流はそれほど多くないが，周辺から病変に向かう血流を認める．
エラストグラフィ：低エコー部分は全体に明らかなひずみの低下が認められる．
【鑑別診断】構築の乱れを有する症例では，間質成分を伴い浸潤性発育を示す浸潤性乳癌，浸潤性小葉癌，SA や複雑型硬化性病変などを背景とする DCIS が鑑別にあげられる．SA などの乳腺症だけでもこのような画像を呈することがある．
【マンモグラフィ】左乳房 upper-outer 領域にわずかに周囲のひきつれを有する所見が認められる（拡大画像の中央部）．この部分は正常乳腺組織とほぼ等濃度であった．
【病理】DCIS（papillary-low papillary-cribriform type），核異型度 1，ER（+），PgR（+），HER2（2+），病変サイズ：16×22×10 mm
【病理組織像】背景は mastopathic で，SA, RSL, cyst, blunt duct adenosis がみられた．DCIS in SA や DCIS in RSL の状態である．

構築の乱れ❹　49歳，女性

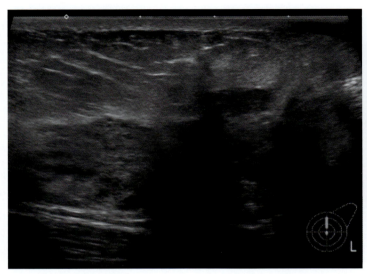
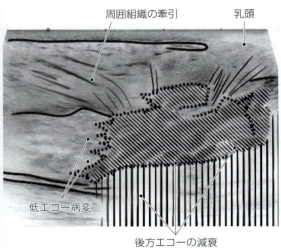
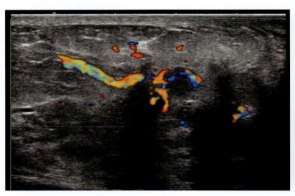
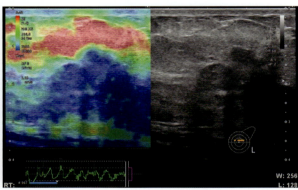
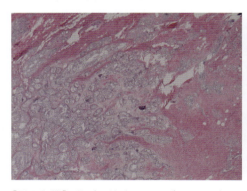
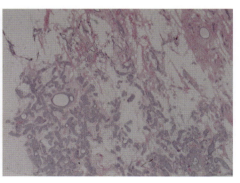

【発見契機】乳がん検診マンモグラフィ（詳細不明）
【超音波所見】左乳房 12：00CM のかなり広範囲に構築の乱れを伴う境界不明瞭な低エコー域を認める．前方境界線の断裂があり，脂肪織は一部高エコーを示していて境界部高エコー像を形成していると考えられた．後方エコーは減衰している．
カラードプラ：病変部には豊富な血流を認める．
エラストグラフィ：低エコー部分は全体に強いひずみの低下を示した．
【鑑別診断】構築の乱れを有する症例では，間質成分を伴い浸潤性発育を示す浸潤性乳癌，浸潤性小葉癌，SA や複雑型硬化性病変などを背景とする DCIS が鑑別にあげられる．SA などの乳腺症だけでもこのような画像を呈することがある．
【病理】DCIS（solid, papillary, cribriform type），核異型度 1，ER（+），PgR（+），HER2（1+），病変サイズ：53×33×30 mm
【病理組織像】背景に SA がみられ DCIS in SA のパターンであった．

構築の乱れ❺（両側乳癌） 53歳，女性

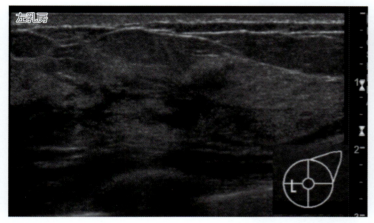

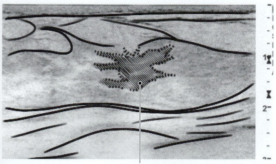

周囲を牽引する低エコー域

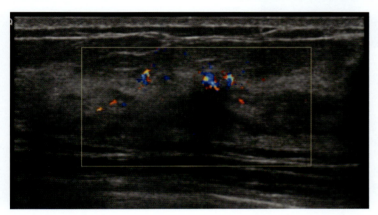

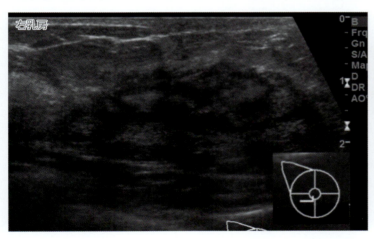

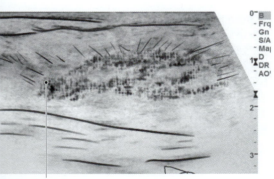

周囲を牽引する低エコー域

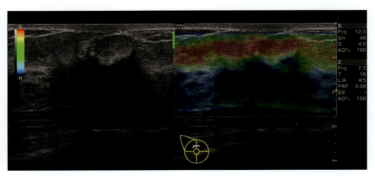

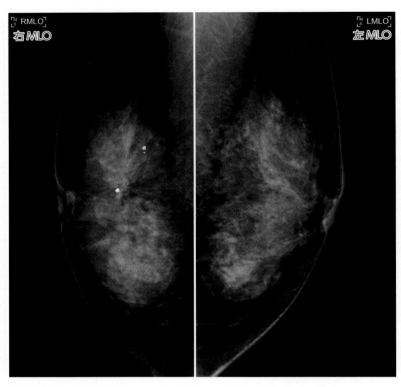

【発見契機】乳がん検診マンモグラフィ（構築の乱れ）
【超音波所見】（広範囲な病変であり，掲載された超音波画像では全体像がわからないが施設のコメントをそのまま掲載）
左乳房は 9：00 方向を中心に構築の乱れが認められた．構築の乱れの中心部には周囲を牽引する低エコー域を認める．
カラードプラでは，わずかに血流の亢進がみられた．
右乳房は 12：00 方向から C-D 区域にかけて広範に断続的な周囲を牽引する低エコー域が存在した．8：00～9：00 方向には境界不明瞭な低エコー域が存在し，構築の乱れを合併していた．12：00 方向では不明瞭な低エコー域が大きく存在し，強いひずみの低下をきたした．
【鑑別診断】明らかな構築の乱れを呈する病変が両側乳房に存在する症例では，特に SA や複雑型硬化性病変などを背景とする DCIS の可能性が高くなるので必ず考慮する必要がある．
【病理】
左乳房：DCIS，核異型度 1，ER（+），PgR（+），HER2（2+），病変サイズ：40×49×28 mm
右乳房：DCIS，核異型度 1，ER（+），PgR（+），HER2（2+），病変サイズ：50×36×12 mm
【マンモグラフィ】右乳房：乳頭直下を中心とした構築の乱れが存在し，超音波所見に合致する．構築の乱れの中心には明らかな腫瘤を形成しておらず，浸潤性乳管癌，浸潤性小葉癌，DCIS in SA などが鑑別にあがる．
左乳房：病変を認識できない．
【病理組織像】
左乳房：SA を背景とする乳腺であり，その中に cribriform, flat type の DCIS を認める．DCIS in SA の状態である．
右乳房：SA を背景とする乳腺であり，その中に solid type の DCIS を認める．DCIS in SA の状態である．
このように SA や RSL を背景とする DCIS では同時/異時/両側性乳癌が多くみられることがわかっている．一側乳房にこのような DCIS を検出した場合には対側乳房の慎重な検査が必要であり，また患側乳房の治療後にも対側乳房の注意深い観察が重要である．

C. 構築の乱れを呈する DCIS

左乳房

右乳房

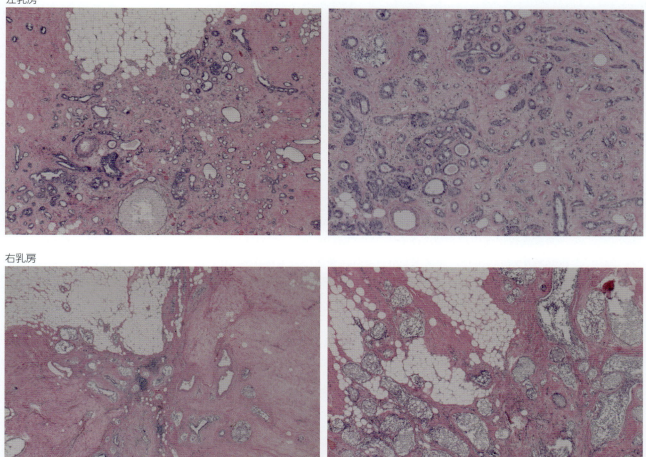

II. 各論　②非腫瘍性病変

D　多発小囊胞を呈するDCIS

　多発小囊胞とは，乳腺内に数mm程度までの多数の小囊胞がみられるもの，内部が無エコーまたは囊胞と認識できるものと定義されている．

　日本乳腺甲状腺超音波医学会（JABTS）BC-02研究では，705病変の非浸潤性乳管癌（ductal carcinoma *in situ*：DCIS）の画像が解析され，多発小囊胞は3例（0.4％）であった．多発小囊胞の大部分は良性と考えられるが，まれにDCISのことがある．多発小囊胞を呈するDCISの典型例は低乳頭型で，囊胞壁に腫瘍成分が這うような組織像である．

　多発小囊胞を呈する代表的疾患としては以下があげられる．

> 良性疾患：乳腺症，mucocele like tumor
> 悪性疾患：非浸潤性乳管癌，管内成分優位の浸潤性乳管癌，微小浸潤癌

　精密検査における良悪性診断の考え方を以下に記す[1~4]．
- 乳腺内にびまん性，散在性に小囊胞を認める場合は良性と考える．
- 高齢者で乳腺内に局所性もしくは区域性に分布する場合は悪性も考慮する．なお同様の分布でも若年者の場合は乳腺症に伴う変化であることが多い．
- 悪性では小囊胞が線状から区域性に配列する傾向がある．また，囊胞壁の輝度がやや高く，境界がやや不明瞭で囊胞壁が厚い傾向にある．内部に点状高エコーを認めることがある．
- 悪性では集簇する小囊胞を腫瘤として触知したり，マンモグラフィでカテゴリー3以上の変化を伴うことが多い．
- カラードプラで囊胞壁に血流シグナルを認める場合は悪性も考慮する必要がある．

文献
1) 宇佐見陽子ほか：乳房超音波における多発小囊胞像の検討．Jpn J Med Ultrasonics 38（4）：455-460, 2011
2) Berg WA：Sonographically depicted breast clustered microcysts：is follow-up appropriate? AJR Am J Roentgenol 185（4）：952-959, 2005
3) Berg W, et al：Cystic lesions of the breast：sonographic-pathologic correlation. Radiology 227：183-191, 2003
4) Huff JG：The sonographic findings and differing clinical implications of simple, complicated, and complex breast cysts. J Natl Compr Canc Netw 7（10）：1101-1105, 2009

多発小囊胞❶ 68歳，女性

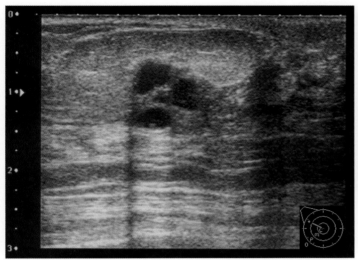
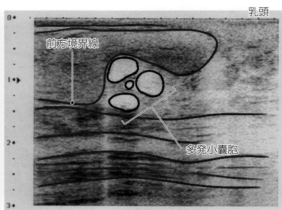
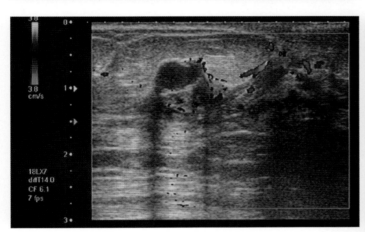
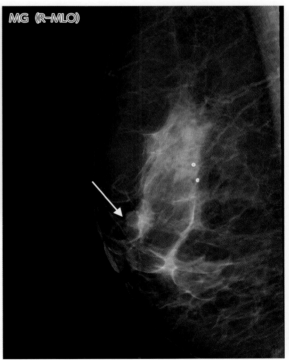

【発見契機】 乳がん検診マンモグラフィ（右乳房腫瘤）
【超音波所見】 右乳頭外側上方に 17 mm の多発小囊胞．囊胞壁はやや厚く，通常の囊胞に比してやや不明瞭である．
カラードプラ：多発小囊胞の壁に血流シグナルを豊富に認め，さらに乳頭に続く乳管周囲の血流シグナルも増加している．
【鑑別診断】 囊胞壁に血流シグナルを認めるので DCIS を疑うことができる．乳腺症の可能性もある．
【マンモグラフィ】 乳頭のやや頭側に 1 cm 程度の腫瘤影を認めた（矢印）．
【MRI】 右乳房乳頭直下に 14 mm の造影増強効果を有する腫瘤が認められる．病変内部に複数の小さい囊胞性変化と造影早期に濃染し後期相で wash out する充実性部分が混在している．
【病理】 DCIS
【病理組織像】 数個の囊胞が集簇しており，囊胞状に拡張した乳管壁に，低乳頭〜乳頭状，篩状，充実型の非浸潤癌を認めた．

126　Ⅱ．各論　　②非腫瘍性病変

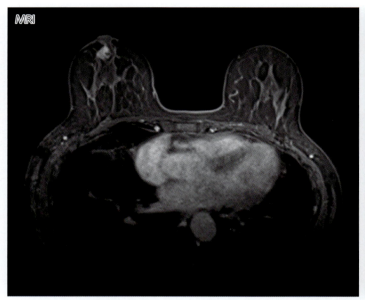
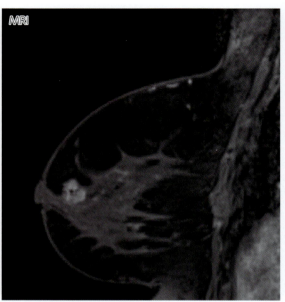
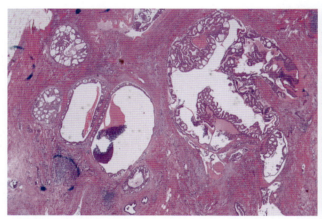
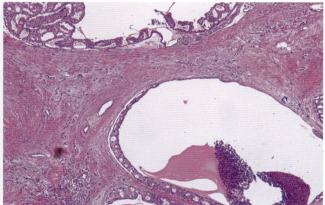

多発小囊胞❷　80歳，女性

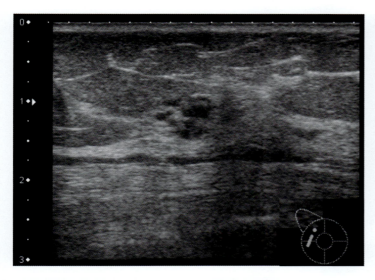
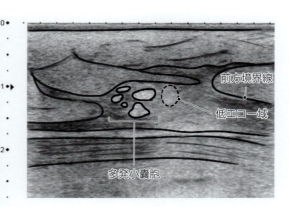
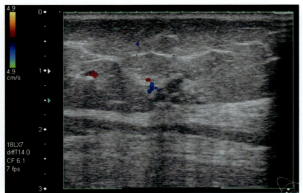
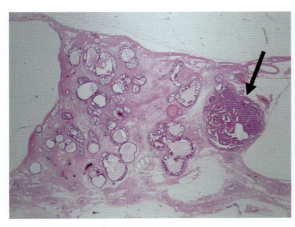
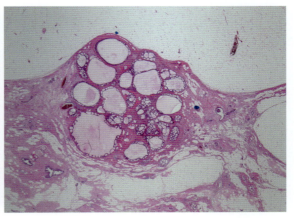

【発見契機】乳がん検診マンモグラフィ（右乳房腫瘤）
【超音波所見】右乳房 10：00 M に 6 mm の範囲に多発小囊胞を認める．小囊胞集簇に隣接して等〜低エコー域を認める．
カラードプラ：囊胞壁に血流シグナルを認め，腫瘍性変化を疑った．
【鑑別診断】高齢で病変部に血流シグナルを認めるので DCIS の可能性がある．乳腺症の可能性もある．
【病理】DCIS
【病理組織像】病変は良性の papilloma（矢印）を随伴した低乳頭型の DCIS であった．乳頭腫の部分が小囊胞集簇に隣接した等〜低エコー域と考えられた．多くの囊胞が集簇したような病変であり，囊胞壁の多くは低乳頭型で一部篩型になっていた．

多発小囊胞❸　50歳，女性

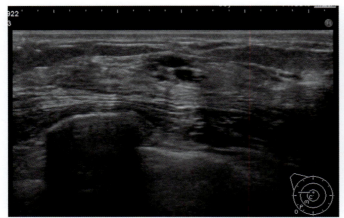
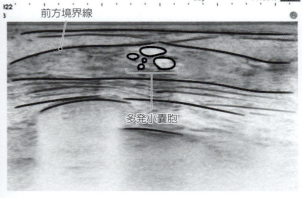
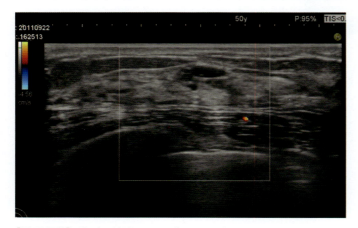

【発見契機】乳がん検診マンモグラフィ（詳細不明）
【超音波所見】右乳房 10：00 に数 mm 程度の複数の囊胞が集簇している．壁は軽度肥厚している．
カラードプラ：囊胞壁に明らかな血流シグナルは認めない．
【鑑別診断】血流シグナルを認めないことからまずは乳腺症が考えられる．DCIS を強く疑う所見はない．
【病理】DCIS

多発小嚢胞❹　42歳，女性

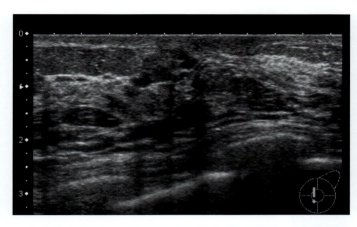
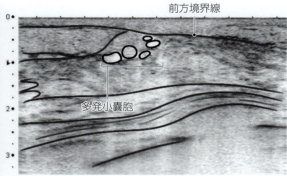
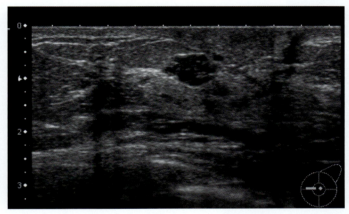
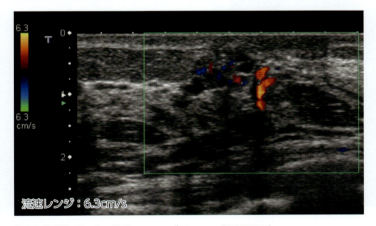

【発見契機】乳がん検診マンモグラフィ（詳細不明）
【超音波所見】左乳頭内側に数 mm の嚢胞が集簇し，一部内部エコーレベルが上昇している．
カラードプラ：嚢胞周囲や壁に豊富な血流を認め，腫瘍性変化を示唆させる．流速レンジが 6.3 cm/s と乳腺にしては速い設定になっていることに注意．
【鑑別診断】豊富な血流シグナルを認めるので DCIS の可能性がやや高い．乳腺症の可能性も十分にある．
【病理】DCIS

多発小囊胞❺ 43歳，女性

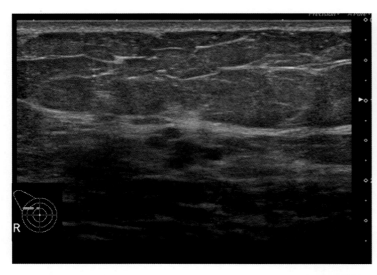
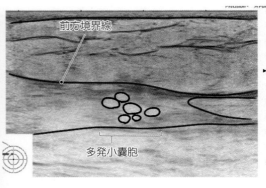

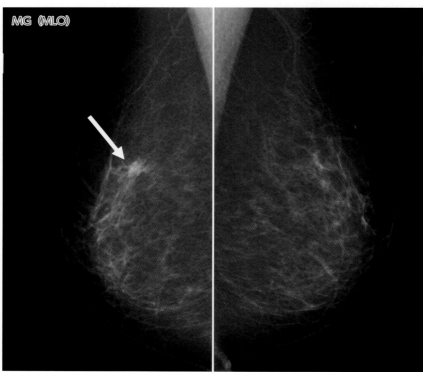

【発見契機】乳がん検診マンモグラフィ（右乳房，右U領域FADを指摘される）
【超音波所見】右10：30 Mの10 mmほどの範囲に多発小囊胞を認める．
カラードプラ：周囲に少量の血流を認めた（画像なし）．
【鑑別診断】まずは乳腺症が考えられるが，わずかに血流シグナルもあるのでDCISの可能性もある．
【マンモグラフィ】右乳頭外側上方に10 mmの腫瘤影．境界は淡いが比較的明瞭である．
【MRI】右外側上方に小結節状の濃染がみられる．早期に造影され，周囲にclumped pattern様の点状の濃染が認められる．
【病理】DCIS
【病理組織像】数個の囊胞が集簇しており，囊胞状に拡張した乳管壁に，低乳頭から乳頭状のDCISを認める．

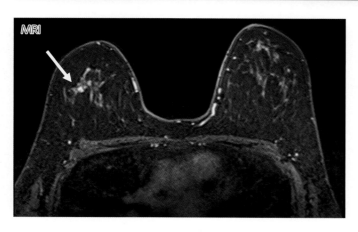

D. 多発小嚢胞を呈する DCIS　131

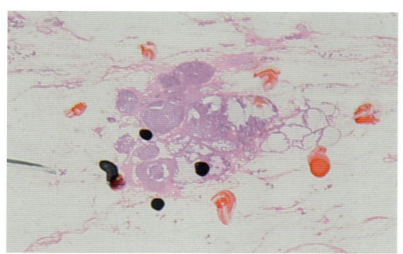

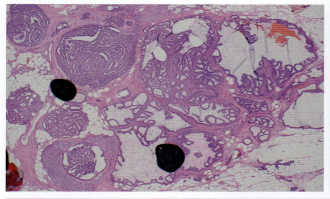
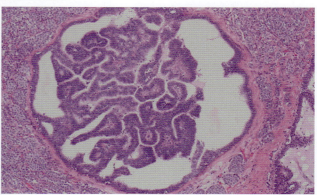

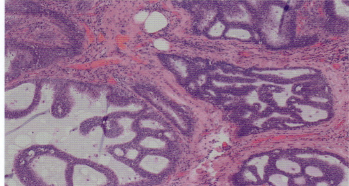

Ⅱ. 各論　2 非腫瘍性病変

E　点状高エコーを主体とする病変を呈するDCIS

　点状高エコーを主体とする病変という分類は乳房超音波診断ガイドラインの初版（2004年）にはなかったが，第3版（2014年）に追加された．定義としては，「乳腺内に石灰化と考えられる複数の点状高エコーが局在性または区域性に存在する病変で，周囲に明らかな低エコー域や乳管の異常を伴わないもの」となっている．

　この病変の定義に関しては，誤解を生じやすいのでくわしく補足説明する．まず，ここでいう「明らかな低エコー域」とは，"点状高エコーが存在しない場合でも，病変として拾い上げるべき低エコー域"ということである．したがって点状高エコーを伴っていても，その背景が明らかな乳腺内の低エコー域病変であれば，乳腺内の低エコー域に分類する．基本的には，点状高エコーがなければ病変として認識しづらい病変を点状高エコーを主体とする病変ということもできる．

　また，基本的には以下の状況等を想定している．つまり，検診など通常の超音波検査単独では明らかな病変は指摘できない場合でも，マンモグラフィで悪性を疑う石灰化の情報があれば，対応する領域の詳細な超音波検査によって点状高エコーが認識できる場合がある．特に小さな非浸潤性乳管癌（ductal carcinoma *in situ*：DCIS）で狭い範囲にのみ点状高エコーが存在するような状況では，マンモグラフィでの石灰化情報がなければ異常を指摘しにくい．したがって点状高エコー主体の病変は，乳がん検診における通常の超音波検査のみでは発見できないような小さな病変であることも多い．

　日本乳腺甲状腺超音波医学会（JABTS）BC-02研究において，点状高エコーを主体とする病変は705例のDCISのわずか1.4％であった．以前はマンモグラフィでの石灰化集簇病変に対してはステレオガイド下での生検が行われていたが，超音波検査で病変が認識できれば，超音波ガイド下での生検が容易にできるため乳癌の診断上ある程度重要と考えられる．

　このタイプのDCISは微細石灰化が関係する病変であるのでcomedo型が多いと推測されるが，本項で提示した6例では全例comedo型でHER2陽性であった．

点状高エコー主体病変 ❶　68歳，女性

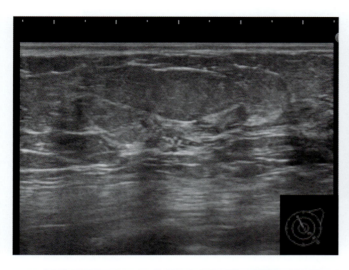
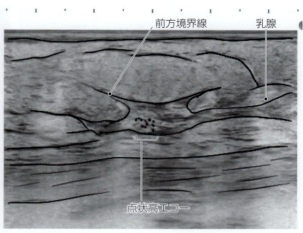
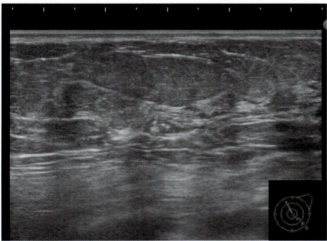
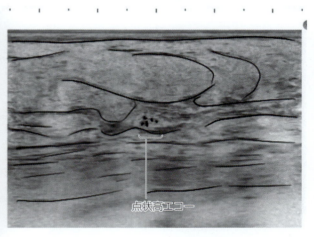
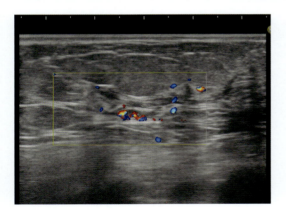
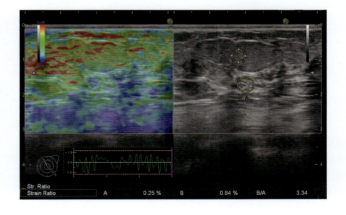

II. 各論　②非腫瘤性病変

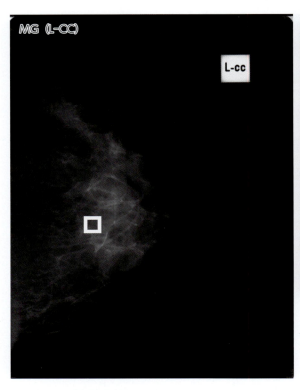
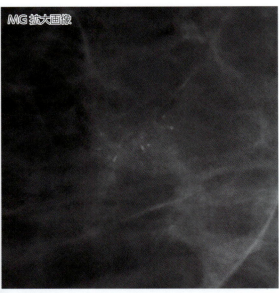
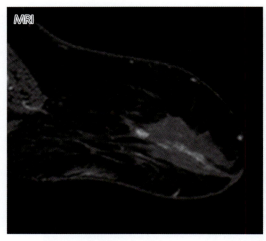
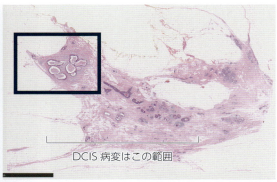
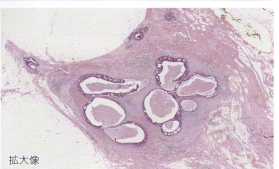

【発見契機】乳がん検診マンモグラフィ（左乳房集簇性石灰化）
【超音波所見】マンモグラフィでの石灰化に対応する部位の詳細な観察で，左乳房 11：00 M の 5 mm ほどの範囲に点状高エコー主体の病変を認めた．
カラードプラ：病変部分で明らかな血流シグナルの増加を認める．
エラストグラフィ：ひずみの低下は乏しい．
【鑑別診断】血流や年齢を考慮するとまずは DCIS の可能性が高い．乳腺症の可能性もある．
【マンモグラフィ】狭い範囲に多形性石灰化の集簇を認める．マンモグラフィ上での石灰化の範囲は 7 mm 程度であった．
【MRI】線状の non-mass enhancement が認められる．その末梢に 7 mm 程度の大きさの小腫瘤が認められる．超音波で指摘できなかった石灰化の病変部と乳頭の間も淡く造影されている．
【病理】DCIS（comedo-type），ER（-），PgR（-），HER2（3+），Ki67：15%
ルーペ像では病変の左上の部分に壊死型の石灰化が集簇して認められる部位があり（拡大像），その部分を超音波で認識できた可能性が高いと思われる．

E. 点状高エコーを主体とする病変を呈する DCIS　135

点状高エコー主体病変❷　65歳，女性

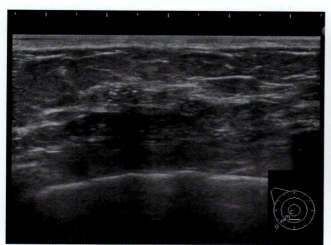

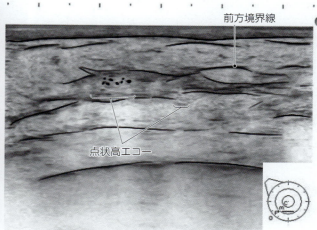

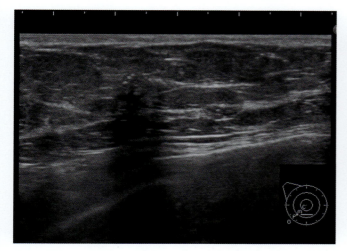

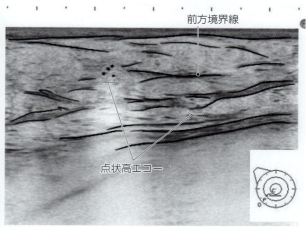

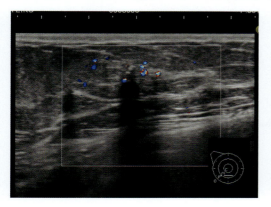

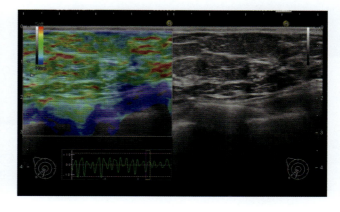

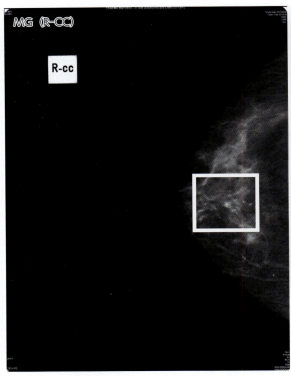
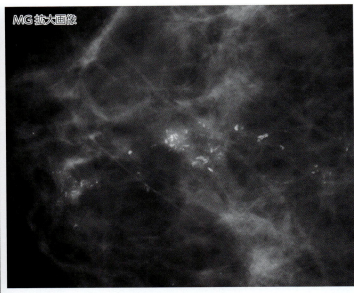
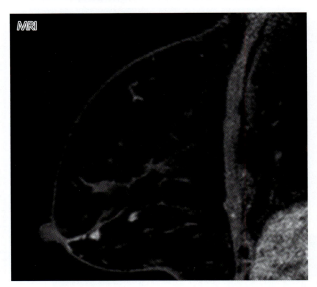
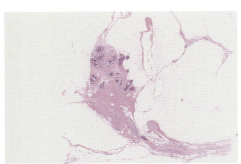
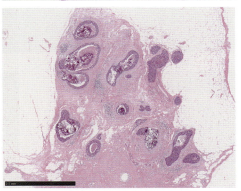

【発見契機】乳がん検診マンモグラフィ（右乳房区域性石灰化）
【超音波所見】右乳房6：00Mに点状高エコー主体の病変を認める．記録された画像以外にも点状高エコーを疑う部位は存在したが，画像の部分が最も明らかな病変として認識できた．なお，本症例では明らかな低エコー域は認識できなかった．
カラードプラ：わずかに血流シグナルが増加している．
エラストグラフィ：ひずみの低下は認めなかった．
【鑑別診断】DCISが考えられるが乳腺症の可能性もある．
【マンモグラフィ】石灰化は多形性で区域性に認めるので悪性と考えられる．マンモグラフィからは区域性に広がるDCISが想定されるので，超音波では点状高エコーを伴う乳腺内の低エコー域が区域性に分布するような画像が想定されたが，実際には低エコー域はあまり認めなかった．
【MRI】乳頭直下に線状のnon-mass enhancementが認められ，その周囲に小さい結節状の濃染（clumped pattern）が認められる．造影される病変自体は小さく，超音波では低エコー域や腫瘤としては認識できなかったと考えられる．
【病理】DCIS（comedo type），ER（－），PgR（－），HER2（3＋），Ki67：30％
ルーペ像：1つの切片ごとの病変は比較的小さい．comedo壊死の部分に石灰化が多数認められる．

E. 点状高エコーを主体とする病変を呈するDCIS

点状高エコー主体病変❸　44歳，女性

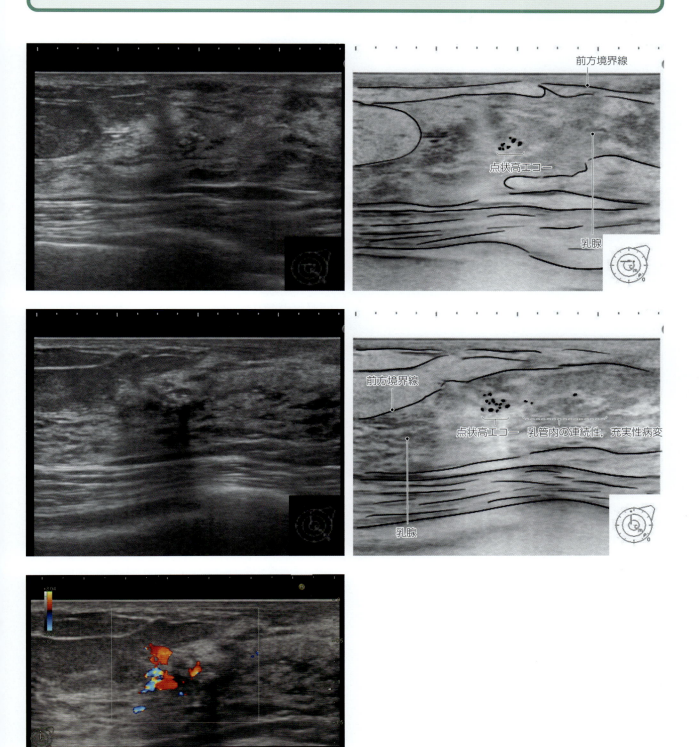

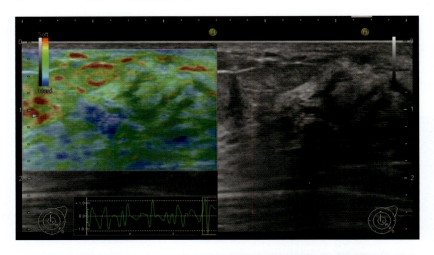

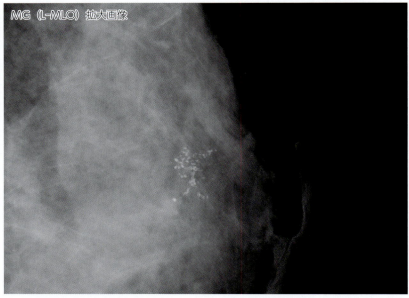

MG（L-MLO）拡大画像

【発見契機】乳がん検診マンモグラフィ（左乳房集簇性石灰化）
【超音波所見】マンモグラフィでの集簇性石灰化に対応する部位の詳細な観察で，左乳房 11：30C に点状高エコー主体の病変を認めた．点状高エコーの背景は低エコーであるが，点状高エコーが存在しなければ病変として認識できないと思われるので，点状高エコー主体の病変に分類した．
カラードプラ：病変部には豊富な血流シグナルが認められる．
エラストグラフィ：画像中央に点状高エコーを伴った病変部があるが，その部分はひずみの低下が認められる．
【鑑別診断】豊富な血流シグナルからまずは DCIS を考える．乳腺症の可能性もある．
【マンモグラフィ】多形性もしくは微細分枝状の石灰化が集簇している．悪性で DCIS を強く示唆する所見である．
【病理】DCIS（comedo type），ER（＋），PgR（＋），HER2 不明，Ki67：不明

点状高エコー主体病変❹ 50歳,女性

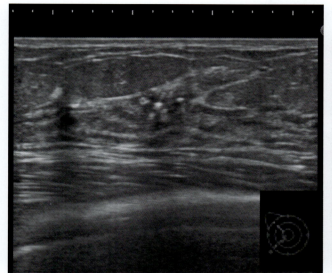
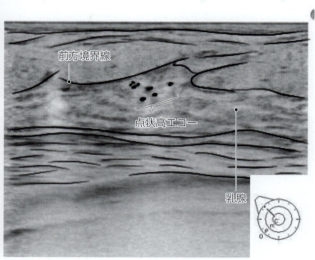
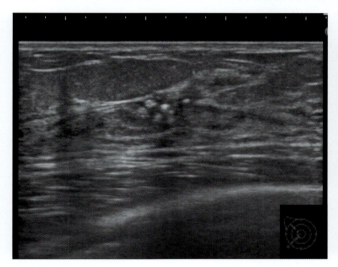
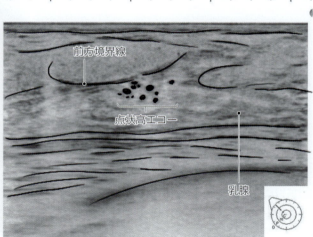
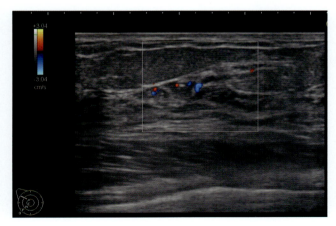

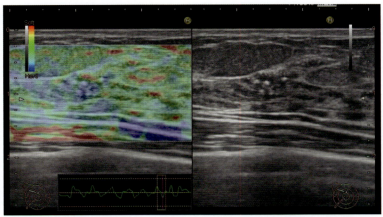

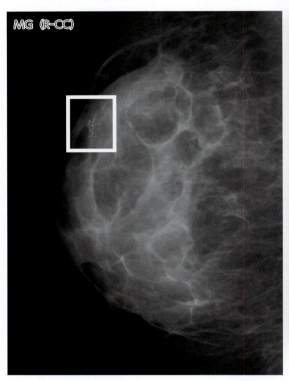
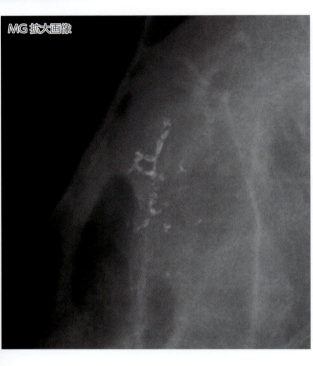

【発見契機】乳がん検診マンモグラフィ（右乳房集簇性石灰化）
【超音波所見】マンモグラフィでの集簇性石灰化に相当する部位を詳細に観察すると，右乳房 10：00 M に点状高エコーを主体とする病変が認められた．範囲はおよそ 4×7 mm．
カラードプラ：点状高エコーを主体とする病変の範囲に対して，比較的豊富な血流シグナルを認めた．
エラストグラフィ：わずかにひずみの低下を認める．
【鑑別診断】点状高エコー部分に血流シグナルを認めるので DCIS を疑う．乳腺症の可能性もある．
【マンモグラフィ】多形性や微細線状，分枝状石灰化を認め悪性を強く示唆する所見である．
【病理】DCIS（comedo type），ER 不明，PgR 不明，HER2 不明，Ki67：不明

点状高エコー主体病変❺ 46歳，女性

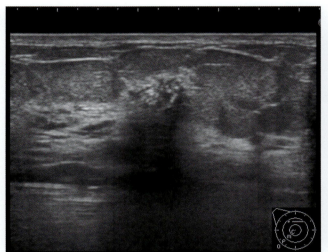
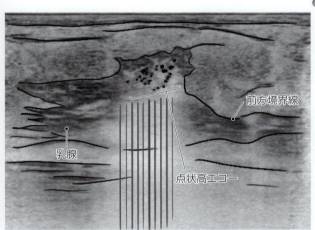
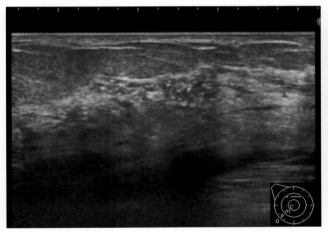
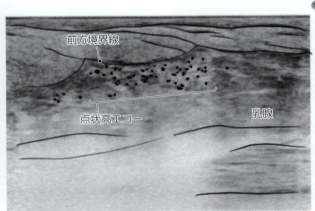
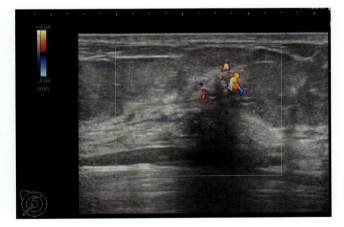

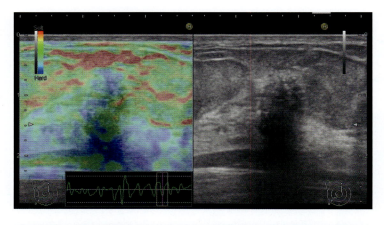

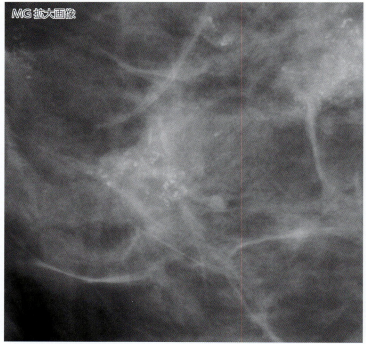

【発見契機】乳がん検診マンモグラフィ（右乳房集簇性石灰化）
【超音波所見】右乳房 12：00 M に点状高エコーを主体とする病変を認める．12×10 mm の範囲であった．後方エコーはやや減弱している．点状高エコーを伴う低エコー域としてもよいかもしれないが，病変として認識する際にはまず多数の点状高エコーを認識すると思われるので点状高エコー主体の病変とした．
カラードプラ：点状高エコーを主体とする病変に豊富な血流シグナルを認める．
エラストグラフィ：病変に相当する範囲にひずみの低下を認める．
【鑑別診断】豊富な血流シグナルを認めるのでまずは DCIS が考えられる．乳腺症の可能性もある．
【マンモグラフィ】多形性の石灰化を認め悪性を強く示唆する所見である．
【病理】DCIS（comedo type），ER 不明，PgR 不明，HER2 不明，Ki67：不明

点状高エコー主体病変❻ 43歳，女性

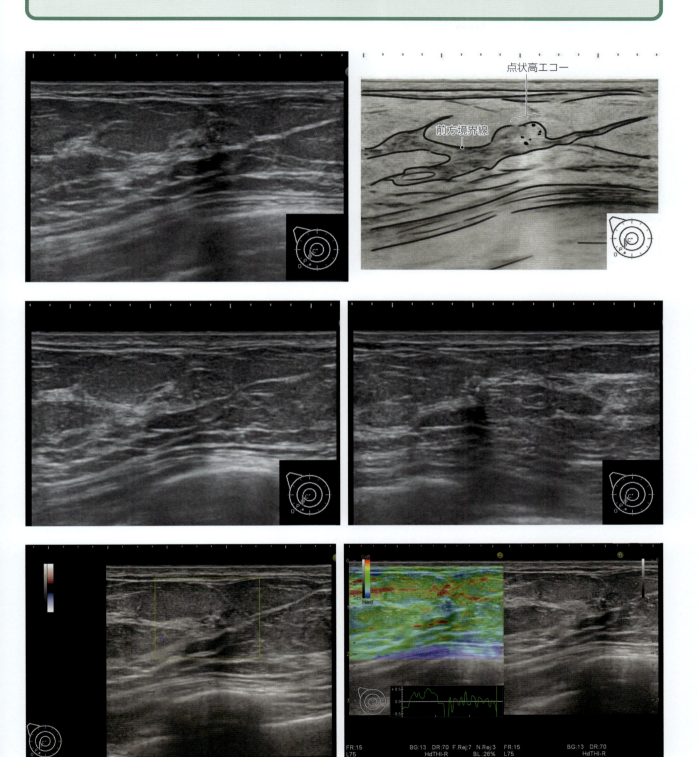

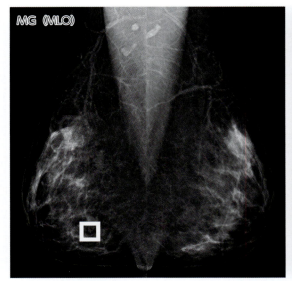
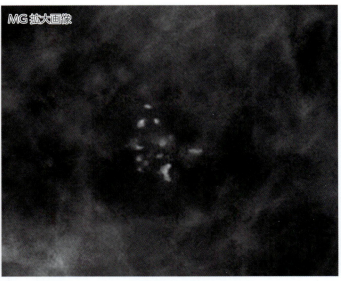

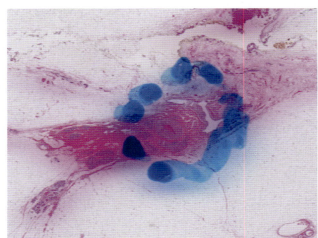

【発見契機】乳がん検診マンモグラフィ（右乳房集簇性石灰化）
【超音波所見】マンモグラフィでの石灰化に相当する部位を詳細に検索し，右乳房8：00 Mのごく小さな範囲に点状高エコーを主体とする病変を認めた．後方エコーはやや減弱している．点状高エコーがなければ病変としての認識は困難と思われる．
カラードプラ：点状高エコーを主体とする病変には血流シグナルはかすかに認める程度であった．
エラストグラフィ：病変に相当する範囲にわずかにひずみの低下を認める．
【鑑別診断】DCIS または乳腺症
マンモグラフィ：多形性の微細石灰化を認め悪性を考える所見である．
病理診断：DCIS（comedo type），ER 不明，PgR 不明，HER2 不明，Ki67 不明

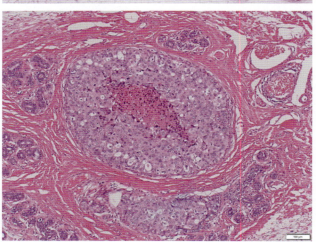

索 引

欧文

BC-02 研究　*7, 18, 36, 52, 69, 113, 124, 132*
cribriform pattern　*10*
encapsulated papillary carcinoma　*14*
flat epithelial atypia　*10*
focal asymmetric densisty（FAD）　*6*
high nuclear grade　*9*
intermediate nuclear grade　*9*
intraductal papilloma（IDP）　*3, 18*
lobular carcinoma *in situ*（LCIS）　*9, 14*
low nuclear grade　*9*
micropapillary pattern　*10*
Paget 病　*13*
papillary pattern　*10*
radial sclerosing lesion　*113*
sclerosing adenosis　*12, 113*
solid papillary pattern　*10*
terminal duct lobular unit（TDLU）　*2, 9*
usual ductal hyperplasia（UDH）　*13*

和文

あ行

壊死型石灰化　*6, 69*
エラストグラフィ　*7*

か行

カラードプラ　*7*
境界不明瞭な低エコー域　*4*
局所性病変　*6*
局所的非対称性陰影　*6*
区域性病変　*6*
硬化性腺症　*12, 113*
硬性型浸潤癌　*113*
構築の乱れ　*5, 113*
混合性腫瘤　*3, 36*

さ行

篩状構造　*10*
充実性エコー　*3, 52*
充実性腫瘤　*3, 18*
充実性病変　*3*
終末乳管小葉単位　*2, 9*
腫瘤　*3, 18*
浸潤癌　*2, 113*
浸潤性小葉癌　*113*
石灰化　*6, 69*

た行

多発小囊胞　*5*
　　——を呈する DCIS　*124*
地図状低エコー域　*4*
通常型乳管過形成　*13*
低エコー域　*3, 4, 69*
点状高エコーを主体とする病変　*5, 132*

な行

乳管　*2*
　　——拡張　*52*
　　——内乳頭腫　*3, 4, 18, 52*
　　——の異常　*4, 52*
乳腺内の低エコー域　*4, 69*
乳頭　*2*

乳房の構造　*2*
囊胞内癌　*36*
囊胞内腫瘤　*3, 4, 36*
囊胞内乳頭腫　*4*

は行

斑状低エコー域　*4*
非腫瘤性病変　*3, 52*
非浸潤性小葉癌　*9, 14*
ひずみ　*6*
被包型乳頭癌　*14*
篩状構造　*10*
分泌型石灰化　*6*
平坦型上皮異型　*10*
放射状硬化性病変　*113*

ま行

末梢性多発性乳頭腫　*12*

DCIS 乳房超音波画像アトラス

2024年11月15日　発行	編集者　日本乳腺甲状腺超音波医学会
	「DCIS 乳房超音波画像アトラス」
	作成小委員会
	発行者　小立健太
	発行所　株式会社 南 江 堂
	ⓤ113-8410　東京都文京区本郷三丁目42番6号
	☎（出版）03-3811-7198　（営業）03-3811-7239
	ホームページ　https://www.nankodo.co.jp/
	印刷・製本 三報社印刷
	装丁 HON DESIGN

DCIS（Ductal Carcinoma *in situ*）：Atlas of Ultrasound Images
ⓒThe Japan Association of Breast and Thyroid Sonology, 2024

定価は表紙に表示してあります.　　　　　　　　Printed and Bound in Japan
落丁・乱丁の場合はお取り替えいたします.　　　　ISBN978-4-524-24682-3
ご意見・お問い合わせはホームページまでお寄せください.

本書の無断複製を禁じます.

JCOPY 〈出版者著作権管理機構 委託出版物〉

本書の無断複製は，著作権法上での例外を除き禁じられています. 複製される場合は，そのつど事前に，
出版者著作権管理機構 （TEL 03-5244-5088, FAX 03-5244-5089, e-mail: info@jcopy.or.jp）の許諾
を得てください.

本書の複製（複写，スキャン，デジタルデータ化等）を無許諾で行う行為は，著作権法上での限られた例
外（「私的使用のための複製」等）を除き禁じられています. 大学，病院，企業等の内部において，業務
上使用する目的で上記の行為を行うことは私的使用には該当せず違法です. また私的使用であっても，代
行業者等の第三者に依頼して上記の行為を行うことは違法です.

日本乳腺甲状腺超音波医学会 編集書籍

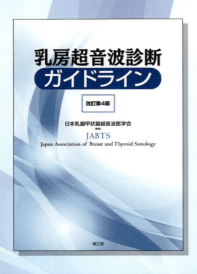

乳房超音波診断ガイドライン 改訂第4版

編集　日本乳腺甲状腺超音波医学会

A4判・224頁　2020.10.　ISBN978-4-524-22763-1
定価**3,960**円（本体3,600円＋税10%）

用語の定義，検査法，判定法等の標準化のため刊行され改訂を重ねている，乳房超音波診断における指針を示す定本．今改訂では，WHO分類・日本乳癌学会分類の改訂を反映して病理の記載をアップデート．また，エラストグラフィやドプラ法，造影超音波の評価等を充実させた．検診と精査における診断上の考えかたの違いをより明快に記載し，日常診療においてさらに使いやすい内容となっている．

甲状腺超音波診断ガイドブック 改訂第3版

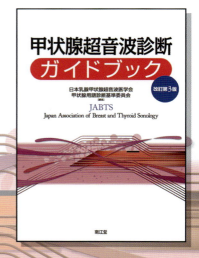

編集　日本乳腺甲状腺超音波医学会
　　　甲状腺用語診断基準委員会

A4判・214頁　2016.6.　ISBN978-4-524-26163-5
定価**4,180**円（本体3,800円＋税10%）

甲状腺超音波検査の標準化のための，JABTS甲状腺用語診断基準委員会編集による手引き書．改訂第3版では，結節性病変に対する診断の進め方，超音波エラストグラフィなどの記載を充実させるとともに，新たに小児の甲状腺超音波解剖，福島県における小児超音波検診の項を設けた．甲状腺疾患の診療，頸部超音波検査に携わるすべての医療者にとって必携の書．